東洋医学式

凹んだココロをカラダから整える46の養生訓

若林理砂

Risa Wakabayashi

原書房

東洋医学式　凹んだココロをカラダから整える46の養生訓

まえがき

初めましてでしょうか、それとも、またお会いしましたね！でしょうか。鍼灸師の若林理砂です。東洋医学によって患者さんたちの様々な悩みを改善することが鍼灸師のお仕事です。鍼灸の臨床というと、肩こりや腰痛などのカラダについての悩みが多いかと思いきや、ココロに関する不調の相談も多くみられるのです。今まで様々な書籍を頑張って執筆してきましたが、本書では、これまで書いてこなかった「ココロに関する悩み」をとりあげます。

私の患者さんたちにも、なんとなく気が晴れない、イライラしたり、くよくよと堂々巡りの思考を重ねてしまう、やる気が起きない……などなど、「うつ病」とまではいかないけれど、どうにも「凹んでいる」状態にはまりこんで、なかなか脱け出せない方がたくさんいらっしゃいます。本書は、そのような状態から、できるだけ早く脱出できるようにするための、手引書として書かれています。

様々な「凹みのタイプ」がありますが、たいていの場合いつも同じような状態にはまりこんでいるでしょう？　それらは皆さんのココロとカラダのクセが関係しています。いわゆる体質と同じように、ココロにも凹みの傾向があるのです。

というよりも、東洋医学ではココロとカラダを分けて考えることをしません。カラダの体質がココロの凹みの傾向に関係していると考えます。ココロとカラダは「かたわれ同士」なのです。

ちょっとした「凹み」に関して、東洋医学では、専門家による治療ではなく、一般の方が実践できる「養生」にて予防したり、改善するように指導します。養生とは、「運動」「栄養」「休養」に関する習慣のことなのですが、割と単純なことで成り立っています。きっと皆さんも、養生で実践することの中身を聞いたら「なんだそんなつまらないこと！」とおっしゃるでしょう。ですが、とっても簡単なことであると同時に、意外と継続できていないことだったりもするのです。

「凹んでいる」状態に陥る時、東洋医学では「気が滞っている」「気が足りない」状態が生じていると考えます。気とは、生きているエネルギーそのものだと考えていただければ間違いありません。そして、気は不足したり、何らかの理由で流れていないと困ったことを引き起こすと考えられており、詰まったり、滞ったり、よどんだりすると様々な不調の原因になるとされています。この気の滞りを少しずつ生じさせてしまうのが、「不養生な生活習慣」なのです。

養生はとても簡単な生活習慣なのですが、あまりにも簡単なため、「このくらい手を抜いてもいいかなー」「さぼってもいいよねー」と頻繁に不養生な状態になりがちで、それが少しずつ少しずつ、うっすらと埃のように積み重なり、最終的には滞りとして現れて来ます。なんというか、「このくらい食べてもいいよね」「今日はご褒美だから」と食べすぎて、気づくとパンツやスカートのウエストが……というのとそっくりです。

太くなってしまったウエストを元に戻すにはダイエットが必要なように、気が滞って凹んでいる状態から抜け出せなくなったなら、養生することが必要なのです。養生を身につけて、凹んでもすぐに元通りになれる、乗りこなしやすいココロとカラダを手に入れましょう。

Contents

Chapter 3

カラダからココロを整える

ブックデザイン／原田恵都子（Harada＋Harada）
カバーイラストレーション／原田リカズ
本文イラストレーション／落合里江（p.27, 29, 40, 112, 154, 155, 181）
本文図表／原田リカズ（p.33, 49, 51, 69, 81, 82, 86, 90, 101, 104, 107, 116, 124, 140, 178, 194, 195）

Chapter 1

「ちょっと おかしいな」に気付こう

1. 元気が出ない時のチェック項目

凹んでいるなあ……と思った時には、まずカラダの状態をチェックすることが大切です。ヒトは思っている以上に、カラダの状態にココロの状態が影響を受けているのです。以下にチェックリストを挙げます。

①空腹を感じていないか

これを読んで笑ってしまったあなた。笑い事ではないのですよ。何となく気分が下がり気味でつらい……と思っていたら、どうも食事量が足りていなかったということがあるのです。おなかが減っていて気分が凹む時は、温かいものを口にするように心がけてください。

②手足や首が冷えていないか

これは、風邪の超初期症状であったりします。いつもより首元や手足がスースーする時、「何となく不安で、心もとない」のと「精神的な不安」とを取り違える場合があるのです。温かいものを口にすることで対応したり、適切な衣服に変更したりしてください。場合によっては風邪の手当てが必要になります。

③寝不足ではないか

例えば、休日の土日、2日間を寝不足で過ごして、月曜日の朝です。この時妙にブルーな気持ちに襲われることがあると思うのです。「仕事なんて嫌いだ」と思うかもしれませんが、たった2日間の夜更かしと寝不足は睡眠周期を乱れさせて気分を乱れさせるのです。また、1日徹夜したら数日は影響が残りますよ。

④どこかにコリはないか

意識に登らない程度の「違和感」がカラダのどこかにないかを調べてみてください。できれば軽く体操などをしてみるとよいです。すると、妙にこわばっていて、ストレッチすると軽く痛みを感じたりする場所が見つかったりします。こういったコリ=物理的な血液の滞りによってココロの動きが滞ることもあります。

⑤どこかに痛みやかゆみはないか

皮膚が乾燥でピリピリしたり、かゆみが出ていたり、ほんの少しうっすら頭痛があったり、なんとなくおなかが重く鈍痛がある気がするなど、それほど気にはならない程度の痛みがココロの凹みを作り出すことがあります。カラダの内側に意識を巡らせておかしなところがあったら手当てしてあげましょう。

いかがですか？　上記のような状態はありませんでしたか？

2. 自分の型を知るために…
チャートで体質鑑定

東洋医学では四診と呼ばれる手法を使って、その人それぞれの体質を細かく判断していくのですが、本の上では直接皆さんとお会いできないのが困ったもの。ですが、次ページの簡易的なチャートを使ってある程度の体質を把握することは可能です。皆さん、やってみてください。

熱乾ゾーン

熱

- □ カラダ全体が熱っぽい
- □ 舌が赤く薄い
- □ 舌苔の色が黄色や茶色
- □ 顔色が紅潮しやすい
- □ 暑さに弱い
- □ 夏は冷房を強めに設定する
- □ 生野菜や果物をたくさんとると体調が良い
- □ 腸内や胃にガスが貯まりやすい
- □ 夢が多くうなされたりする
- □ イライラしたり怒りっぽくなったりする
- □ やたらに冷たいものを摂りたい
- □ 尿の色が濃い
- □ 目が充血している

庸

- □ 目が乾く
- □ 足がつりやすい
- □ 体温は高くないが熱っぽさを感じる
- □ 尿量が少ない
- □ 爪や皮膚が乾燥しやすい
- □ 夏でも洗顔後に肌が突っ張る
- □ 冬に手の甲や掌、踵、指先が荒れてひび割れたりする
- □ 髪がぱさつきパラパラしたフケが出る
- □ 脱毛や切れ毛が多い
- □ 唇が割れる
- □ 舌、口、鼻が乾く
- □ 便秘がちで、出るときは便がコロコロして硬い
- □ 声がかすれやすく、空咳が出る
- □ 舌は濃赤で、場合によって表面が割れて亀裂があったりする

乾

冷乾ゾーン

〈体質チャート〉

チェックが多く入った箇所があなたの体質の傾向です。

冷乾、冷湿、熱乾、熱湿の4タイプのうちどれですか？

中央の色つき長方形ゾーンよりも外の項目に多くチェックが付くと、枠内に比べて症状が重度ということになります。

熱湿ゾーン

湿

- □ 口中がねばつき、舌苔が多い
- □ 目やにや鼻水、痰が多く出る
- □ 排便がべたつく
- □ むくみがあるのに肌の表面が乾く
- □ 頭皮がべたついて湿気ったフケが出る
- □ むくむ
- □ 舌がぼってりと厚い
- □ 体や頭が重だるい
- □ 汗をかきやすい
- □ 雨の日に体調が悪い
- □ おなかがゴロゴロしやすい
- □ 尿量が多い
- □ めまいがしたりする
- □ 飲んだものがおなかに溜まってチャプチャプする

中

冷湿ゾーン

- □ 手足の先が冷たい
- □ 舌は白っぽい、ないし青白い
- □ 顔色が白い
- □ 寒さに弱い
- □ 尿の色が薄い
- □ トイレが近い
- □ 冷たいものやくだものはたくさん食べられない
- □ 冷えると下痢や便秘をしやすい
- □ 手足は熱感があるが腹や腰は冷たい
- □ しもやけが出たりする
- □ 寒さと同時に体の上部に暑さを感じる
- □ 夏でも防寒が欠かせない
- □ 腰や膝に疲れや脱力を感じる

冷

3. 冷湿、冷乾、熱湿、熱乾の体質4タイプ

4つの体質別に、陥りやすいココロの凹み傾向が違っています。それぞれの体質ごとに、ありがちなココロの叫びとともにご紹介しましょう。

・冷湿タイプ

「これでいいのかしら」
「おとといあんなこと言われて……」
「もう面倒くさくて」

冷えと湿気に弱いタイプ。メンタル的にはちょっとしたことでメソメソ涙もろくなったり、くよくよと同じことを考え続けたりする凹み傾向を持っている。考え込みすぎ

て行動するのが億劫になったりもします。

・冷乾タイプ

「私だってつらいんです……」

「頑張らなきゃ」

「生きるのがつらいです」

とにかくカラダのエネルギーが少ないタイプ。感情の起伏は小さめだけれど、ストレス耐性は低いため、ちょっとしたことで弱って凹んでしまう。しかも、回復に時間がかかります。

・熱湿タイプ

「あいつ声デカイ・ウルサイって言われた」

「これがいいんだって！　絶対！」

「私の何が悪いっていうの！」

カラダのエネルギーが強くて多いタイプ。感情表現がパワフルで、ストレス耐性も高いのですが、エネルギーが余りすぎると暴走。押し付けがましさが出たりするので、うるさい・しつこいなどと言われて凹むこともあります。

・熱乾タイプ

「これは間違ってると思う！」

「どうして！」

「またやりすぎちゃった……」

カラダのエネルギーは強めだけれど、クールダウンが下手なタイプ。ちょっとしたことでカリカリ・イライラっとしてしまい、いろんなことが気になったりしてキビシイ言葉を周囲に投げかけてしまい、敬遠されたりして凹むことがあります。

4. 体質別、ココロを上向きにするための養生

体質に合わせて養生を行うことで、ココロの凹みを改善することができます。また、続けて養生していくことで、ココロが凹みにくい状態でいられるようになっていきます。

行う養生はモノの考え方などココロに直接働きかけるものではなく、カラダに働きかけるものばかり。それがココロに効くのだからちょっと不思議かもしれませんね。

・冷湿タイプ

カラダの中に冷えとむくみが増えると、ココロが凹みやすくなるのが特徴です。甘いものや乳製品、果物、炭水化物のとりすぎには注意が必要です。また、水はけが悪

くなりやすいので、少し発汗する程度の軽い運動をいつも心がけるようにしましょう。一回動かなくなると再始動するまでとても時間がかかるので、ゆっくりでいいですからできるだけ動き続けるように気をつけてみて。

・冷乾タイプ

元々のエネルギー不足に拍車がかかるとココロが凹みっぱなしになるのが特徴です。また、感情表現が薄いため、周りから凹んでいることに気づいてもらえません。つらかったらつらいと言葉に出して。カラダを温める食材、例えば赤身の肉類、エビやサーモン、くるみなどを食事に取り入れたりします。また、ＢＭＩで18・5を下回るような痩せすぎの場合、体重を増やすこともココロが安定するのに役立つ方法です。

・熱湿タイプ

カラダの中にエネルギーを溜め込みすぎないようにすることで、猪突猛進な行動や、誰かに「しつこいよね」と言われることが減ってきます。甘いもの・脂っこいもの・

味の濃いもの・肉類・炭水化物の多食を控え、全体の食事量を少し減らすようにしていきましょう。また、体重が多すぎる傾向の場合、食事量を控える前に運動を始めてしまってカラダを壊すのもよくあること。まずは食事で減量、それから運動の順番に計画を立ててエネルギー消費を行っていきましょう。

・熱乾タイプ

じっとしていられず何かにつけて動き回ってしまうタイプ。ですが、カラダに熱がこもりやすく、オーバーヒートしてしまうため、突然ベコン！　とココロが凹んでしまうのです。カラダを潤して熱を冷ます食材、果物類や乳製品、植物性油脂、海藻、葉物野菜などを多めに摂取するよう心がけます。また、気づくと働きすぎ・動きすぎになるため、行動は8割に抑えることにして、夜更かしは避けるように注意しましょう。

5. 気圧と気候はココロに影響する

毎日変わる空模様、季節によって変化する気候。「明日はいいお天気みたい」「今日は雨が降って通勤が面倒」など、お天気の移り変わりは生活に大きな影響を与えるものですが、これらがココロとカラダの状態も変化させていることをご存じでしょうか。

近年テレビなどで取り上げられるようになった「気象病」という言葉に聞き覚えはありませんか。もしくは「気圧の変化で片頭痛が出る」「台風で体調悪化」なんて雑誌記事の見出しを見た覚えは？　かくいう私も気象病についての著作を一冊出しております（『その痛みやめまい、お天気のせいです　自分で自律神経を整えて治すカンタン解消法』廣済堂出版）。

気象の変化によって引き起こされる症状や、特定の気象条件によってリスクが上昇する病を「気象病」と呼びます。天気によって引き起こされる症状はたいへん多岐にわたっています。私自身気象病について学んで、頭痛やその他の慢性痛、喘息、脳血管疾患、心疾患、アレルギーなどなど、これほど気象と関連があるとされる病が多かったのかとおどろいたほどです。

その中で、短期間で変わりやすく、人体が大きな影響を受けている気象条件とはなんだかわかりますか？　答えは気圧変動です。天気予報で「今日は広く高気圧に覆われ……」「明日は前線を伴った低気圧が北上し……」など、耳にすることでしょう。あの、高気圧や低気圧の通過が、ココロとカラダの状態に大きな影響を与えるのです。

気圧が変動する時、特に急降下と急上昇が起こっている時は、その変化を耳の中にある内耳という場所の神経が感じ取っているのですが、この神経が過敏な方が、気圧変動を敏感に察知し、その刺激がストレスとなってカラダに余計な緊張を走らせるのです。それによって、片頭痛が起きたり、めまいや耳鳴りが出たり、古傷が痛んだりしやすくなります。

ココロが凹みやすい人は、ココロが敏感なだけではなく、カラダの状態とココロの状態が密接につながっている傾向があるので、気圧の変動に左右されやすい方が多いのです。気圧の変動をグラフにして見せてくれる「頭痛～る（http://zutool.jp/）」というスマホアプリがあるのですが、ある方が原因不明の気分の落ち込みがあるので、そのアプリでその都度確認してみたところ、毎回毎回、気圧が急降下ないし急上昇していることがわかったそう。しかもある気圧の範囲（その方は998～1005hPa）を通り抜ける時にだけ反応していたのです。それが判明して以来、その方は理由のない気分の落ち込みがあった場合は「どうせまた気圧だ」と思うようになり、ずいぶん気が楽になったとのことでした。

まずは、気圧の変動が起こっているかどうかを確認できるようにスマホにアプリを入れたり、気圧計付きの腕時計を使ったりしてみましょう。そして、どうもココロが妙にしんどいと思った時に気圧を確認。それを記録することを続けると、思っている以上に自分が気圧に影響されていることが理解できることでしょう。

気圧の変動から逃れることはできません。もし、低気圧や高気圧の影響を完全に取り除きたいならば、完全に密閉された宇宙船のような部屋で過ごさなければなりません。そのような部屋でずっと過ごすことは現実的ではありませんよね。

気象病はいくつかの東洋医学的な方法で緩和することができます。一番手軽な方法は内関《ないかん》への刺激でしょう。手首のしわのところから指3本分肘のほうへ上がったところ、手首に力を入れると浮き上がる腱の間にあります。ここに、サージカルテープなどでビーズなどを貼り付けて、たまに押してやるのです。もともとは乗り物酔いやめまい・吐き気を緩和するために使われることがある経穴ですが、気圧による不調の緩和にも応用できます。

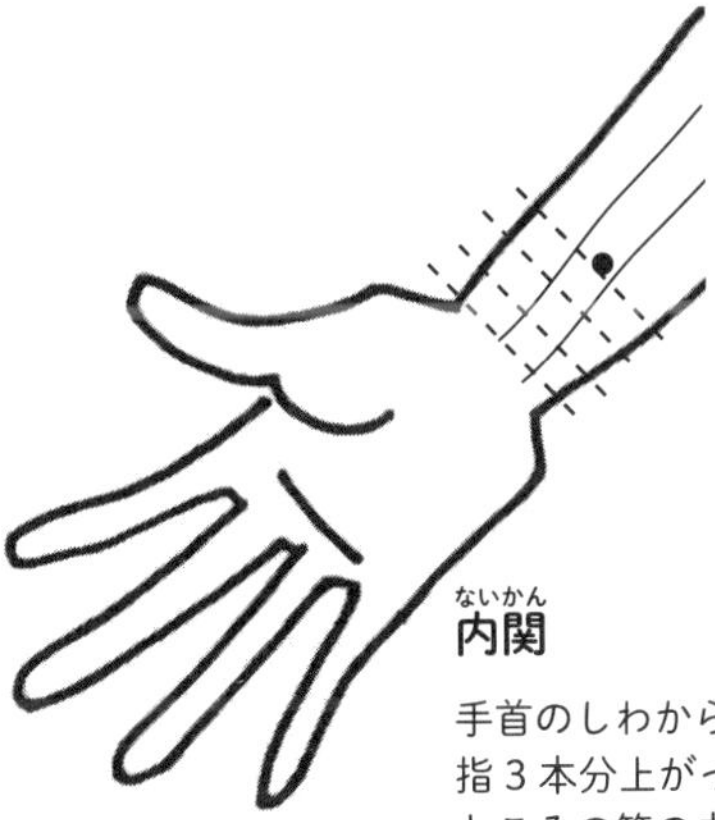
内関《ないかん》
手首のしわから
指3本分上がった
ところの筋の中間

もう一つの方法は、ペットボトル温灸です。これは、ペットボトルの中に60～70度のお湯を入れたもので行う温熱療法です。「せんねん灸」などの火をつけるお灸を行ったことがある方もいらっしゃると思います。ペットボトル温灸はもぐさも火も使わないので、煙が出ませんし、火の始末が要らないためどなたでも安全に行うことができます。

《ペットボトル温灸の行い方》

① ホット専用ペットボトルを用意します。キャップがオレンジ色のボトルを選んでください。

② 70度のお湯をつくります。沸騰したお湯200mlに対して水道水（20度前後）100mlで出来ます。先にボトルに水を入れ、あとからお湯を入れるようにするとボトルが破損しません。ほかの容器で1：2の割合で水とお湯を混ぜ合わせてから注いでもよいでしょう。売っている温かいペットボトル飲料を使う場合は冷めないうちに使いましょう。

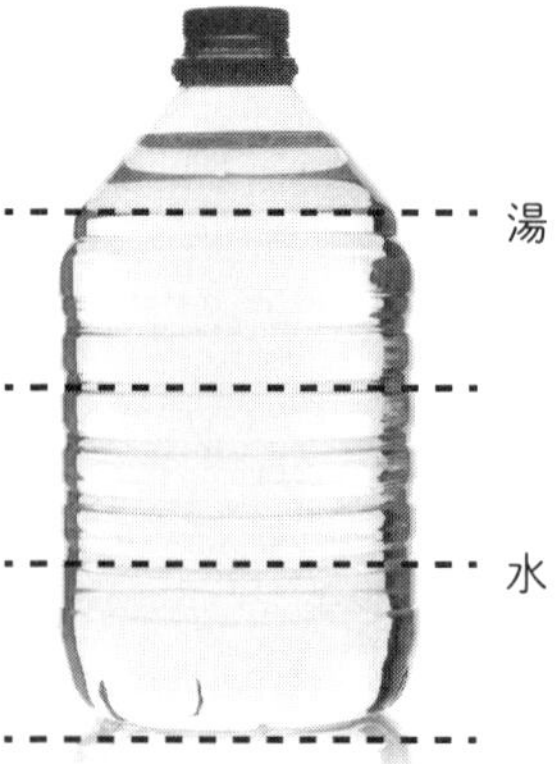

ペットボトル温灸

③　ツボ付近をねらってペットボトルを押し当てます。一回に押し当てる長さはほんの数秒。「アチッ！」って思ったら離す……また押し付ける……「アチッ！」と思ったら離す……を数回繰り返します。回数の目安は、一か所につき3から5回、3秒から5秒です。押し当てっぱなしにしないようにしてください。

この方法で、完骨《かんこつ》とれい兌《だ》というツボに手当てを行います。ツボの場所は図の通りです。ツボの位置はピンポイントでとらえようとせず、大まかにこのあたりにボトル

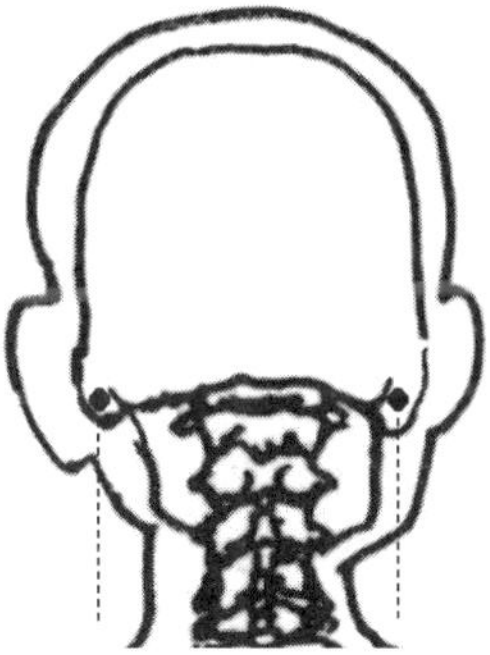

完骨《かんこつ》

両耳の後ろにある突き出た骨の下側のくぼみ

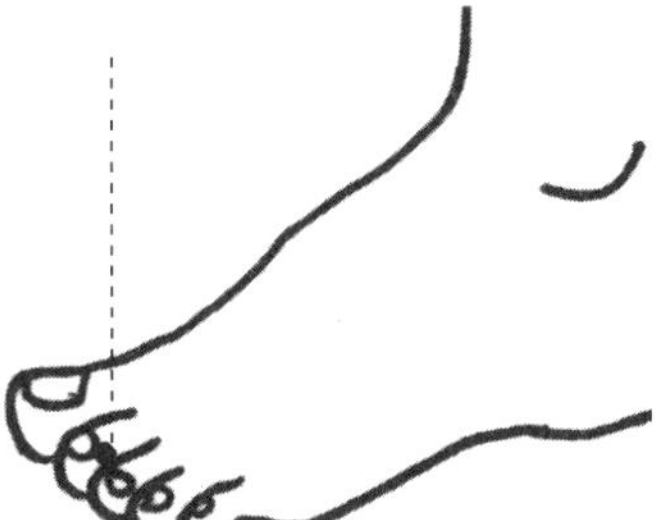

れい兌《だ》

足の人差し指の中指側の爪の付け根

が当たっていればＯＫです。

ペットボトル温灸は、気圧の下がり始めと上がり始めのあたりで行うと症状の緩和につながります。手首の内関のツボを刺激するのは気圧が下がり続けている最中や、上がり続けている最中でもある程度の効果が見込めます。どちらも気軽に行える方法ですので、試してみてくださいね。

6. 季節とココロ

気圧の変動によってココロとカラダの両方がさまざまな影響をうけることについてお話ししましたが、天気が荒れ模様になる時期は気圧に翻弄されるような状態になる方がいらっしゃるのです。その時期とは、それぞれの季節の変わり目と、梅雨、厳しい寒さや暑さに見舞われる二月・八月、そして台風シーズンです。

・冬から春の変わり目

この時期は、前線を伴った低気圧が日本海側を北上したり、いわゆる南岸低気圧と呼ばれる関東あたりにドカ雪を降らせる低気圧が北上したりと、気圧の変動が大きくなります。台風シーズンと同じような気圧の乱高下にさらされ、かなりつらい時期です。この気圧変動があるからこそ、「春は嫌いなんです」とおっしゃる方が多いのでしょう。

昔からよく、「木の芽時は精神によくない」などと言われていますが、おそらくは気温と気圧の乱高下が続くからでしょう。気温の乱高下も自律神経の働きをおかしくする原因です。

自律神経には交感神経と副交感神経の二つがあり、交感神経がアクセル、副交感神経がブレーキの役割をしています。両方のバランスがとれているとカラダは気持ちよく日々を過ごしていけるのですが、気温が乱高下するとこのバランスが崩れ、様々な不調が現れます。交感神経が優位になると血圧や心拍数などが上がってしまい、筋肉の緊張も高くなります。これにより肩こりや頭痛などが出やすく、カラダの余力が少なくなります。そうすると、ちょっとしたことをストレスと感じ、ココロも凹みやすくなるのです。

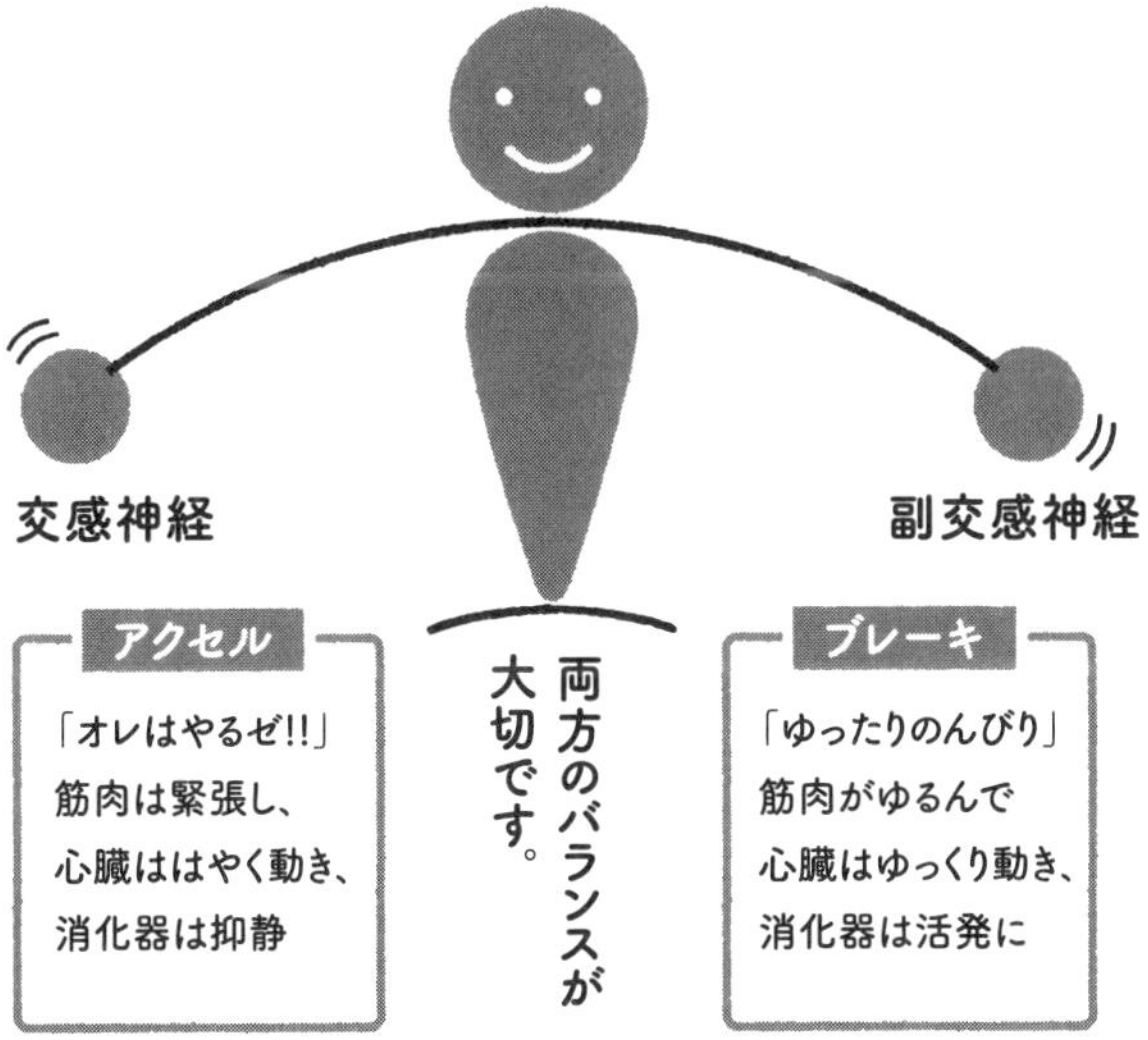
交感神経
副交感神経
アクセル
「オレはやるぜ!!」
筋肉は緊張し、
心臓ははやく動き、
消化器は抑静
両方のバランスが
大切です。
ブレーキ
「ゆったりのんびり」
筋肉がゆるんで
心臓はゆっくり動き、
消化器は活発に

・春から初夏と10月の初秋

この時期は、1日のうちで最低気温と最高気温の差が大きくなりやすい時期です。場合によっては10度以上の差がつくこともあります。このような状態を「気温の日較差が大きい」と表現します。ヒトは5～7度以上の気温差にくりかえしさらされると自律神経の働きがおかしくなることが実験で確かめられています。

気温差の影響が大きく出るのが体内の水分調節機能です。なんとなくむくみやすくなるのです。これによって、カラダが重だるい感じがして、ココロが沈みやすくなる傾向が見られます。

・梅雨

湿気がとても多い時期です。カラダ全体がべたつきやすく、特に冷湿タイプの方はこの時期が苦手です。皮膚表面だけではなく、口の中がねばついたり、おりものが増えたりしやすいため、どんよりとした気分になりやすいのです。また、皮膚表面にかゆみが出やすい時期でもあり、アトピーなど皮膚の炎症がある方はイライラしやすくなります。

・8月の盛夏

近年の夏はとにかく暑さがひどく、熱湿タイプの方はとてもつらい状態になります。カラダの熱を逃がすチカラが少ない熱乾タイプの方、もともとの体力が少ない冷乾の方も夏バテになりやすいため、ココロが低空飛行を続ける場合が多いです。

また、室内に冷房がガンガンかかっていることが多く、外気温との差が大きくなることがあります。この場合、気温の日較差が大きい時と同じように、自律神経の働きがおかしくなります。これがいわゆる冷房病です。冷房病はただ単に冷やし続けて冷え切ったから起こるわけではないのです。

冷房病になると、食欲不振や足のむくみ、カラダのだるさなどを感じるようになり、キラキラした日差しの夏であるにもかかわらず、ガックリと疲れ切ったようなココロの凹みを感じやすくなるのです。

・台風シーズン

9月の半ばあたりから台風が頻繁に日本列島を襲うようになります。近年の台風は大型化しているため、災害の規模がかなりひどくなっていますが、カラダに与える影響も大きくなっています。理由は、大型化した台風は気圧がとても低く、通過する際に急激な気圧の下降とその後の急上昇をもたらすからなのです。

気圧の変動は、急激な下降や上昇がカラダにとって一番つらいものです。台風の場合は数時間で10数hPaも上下するため、カラダが受ける影響がとても大きく、体調不良もはっきりと出現しやすくなります。また、台風の場合、まだ気圧変動が発生していなくても、日本列島に近づいてきているだけで体調変化を感じる方も存在します。

台風によるココロの変化は面白いもので、ガクッと凹んでしまう方と、妙にハイテンションになる方の二種類に大別されるようです。凹んでしまう方はもう何もしたくない……と動けなくなるのですが、ハイテンションに傾く方はなぜか活発に行動し始めるのです。元気が出るなら良いとも言えないのは、台風のさなかに元気よく外出してしまうと、事故につながる危険性があるからです。

・2月の厳寒期

お葬式が増えるシーズンがあるのをご存じでしょうか？　それが、この二月なのです。長患いなどで体力が減っている方が気候に耐え切れずに旅立ってしまう……そんな厳しい厳しい季節です。

単純に寒いというだけでも十分に人のココロは凹みモードに入るものですが、そのうえ冬は寒さだけではなく、日照時間も短いです。そのため、「冬季うつ」と呼ばれる症状も発生しやすくなります。日に当たることによって体の中にあるセロトニンという幸福感を増すホルモンの脳内利用率が高まるのですが、冬場は日照が少ないためにセロトニンがうまく利用できず、全体にどんよりした気分が持続しやすいということなのです。

「何となくこの季節がキライ」と思っていらっしゃった方、思い当たる節がありませんでしたか？

7. 月経周期、加齢による体質の変化との関係

「生理前は精神的につらくなる」という悩みを抱える方が多くいらっしゃいます。これは、月経前症候群（PMS）と呼ばれているものの一つです。ココロが凹みやすくなる以外にも、イライラしやすくなったり、睡眠の異常、やたらにおなかが減る、便秘や肌荒れ、片頭痛などの症状が知られています。

東洋医学ではこれらの症状を一括して「血の道症」などと呼んでいます。月経には血液の流れが関係するので、血液が通る道が何らかの異常を起こしているために諸症状が発生すると考えているのです。

ここでまた思い出していただきたいのは、東洋医学はココロとカラダを二つに分けて考えないというお話。血の異常というカラダの問題がココロの働きをおかしくする

と考えます。

このPMSの親分のようなものが、更年期障害です。女性は50歳を挟んで前後1年半から2年間程度の間、多少過ごしづらい時期が発生するのです。

更年期障害はなんだか重い病気みたいなイメージを持たれがちですが、本来「障害」とまで言うようなものではありません。主な症状は急に暑さを感じて発汗するホットフラッシュで、月経の間隔が短くなったり長くなったりして不順になり、最終的に閉経する……というだけのもの。ですので、「更年期障害」という言葉を使わず、単に「更年期」と呼んだ方がいいのではないかなと私は考えています。

英語圏ではメノポーズ（menopause）と言われます。これも単に「更年期」という意味で、「障害」という意味合いはありません。更年期障害と同じ言葉があるとすると「menopause syndrome」となり、「更年期に伴う症候群」なんて感じでしょうか。

東洋医学では、月経は「天癸《てんき》」と呼ばれる物質がカラダの中に出来上がってくると発現するとされています。天癸が満ちると生殖が可能になり、尽きると月経が終わるのです。血の道症はこの天癸と血の変動だとされていますが、閉経期は天癸が底をつく時期なので、月経前の時よりもちょっと大きめの血の道症が起こるわけです。

ＰＭＳにせよ、更年期にせよ、どちらも「血の道症」ととらえるため、東洋医学的な手当てはだいたい同じような経穴に行いますし、使う漢方薬も似通っています。どちらの症状にも共通して使う経穴は、三陰交《さんいんこう》です。

足のくるぶしのところから親指を除いた4本指分膝の方向へ上がったところ、脛の骨の際にとります。ここへ、ペットボトル温灸を行います。ＰＭＳに対しては、排卵後から毎日行っておくと症状が軽減することが多いです。

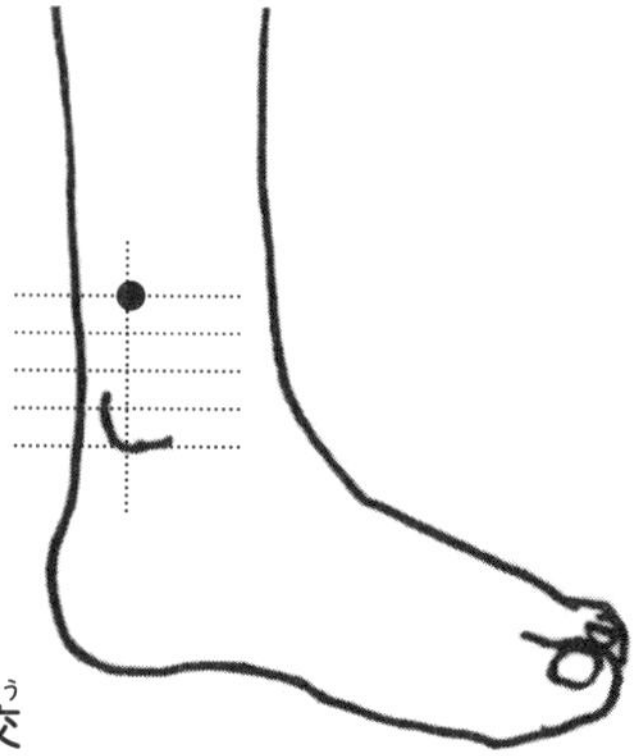

三陰交《さんいんこう》

内側のくるぶしの骨の頂点から指４本分上

漢方薬は専門家に体質に合わせて処方してもらうことが必要ですが、たいていは桂枝《けいし》茯《ぶく》苓丸《りょうがん》、加味逍遥散《かみしょうようさん》、当帰芍薬散《とうきしゃくやくさん》のどれかを最初に試すケースが多いです。

ざっくりとした話をするなら、

・肩こりやのぼせが強く、どちらかというとがっしりした体格でイライラ感が強い場合は桂枝茯苓丸
・細めの体つきでのぼせやふらつきがあり、疲れやすくて不安感や焦燥感が強い場合は加味逍遥散
・足腰の冷えがあり月経が遅れがちで立ちくらみなどがある場合は当帰芍薬散

これら三つが適応することが多いです。婦人科の医師でも処方可能な場合が多いので、一度相談なさってみるとよいでしょう。

日本人は歳を重ねることに関してマイナスのイメージが強く、若ければ若いほど美しくて良いと考えている方が多いように思います。しかし、年齢を重ねたことに価値を見出せないのはもったいないのではないでしょうか。血の変動はイライラを、天癸の変動は恐怖を引き起こすと考えられていますが、これと同様の変動が起こる時期を

更年期の女性は、すでに一度は体験しているのです。それが、思春期。
思春期の女性はイライラしたり落ち込んだりが激しく、月経がまだ安定しないためにPMSも強く出る傾向があります。それになぞらえて、私は更年期を「大人の思春期ですよ」と患者さんにお話しすることがあるのです。
人生で一度は経験したことがあると思うと、なんとなく更年期も親しみやすく感じられませんか？　だいたい、初潮が訪れる平均が12・3歳ごろ。女性の平均寿命が87・05歳くらい。閉経が50歳としてですね、
87・05歳－（50歳－12・3歳）＝49・35年
人生の半分以上は月経がない期間でできているのですよ。そう考えると、月経がないほうが女性の人生だと思えてきませんか。
「私ちょっとお年頃なの！」と友達同士で明るく話してみるのもいいのではないでしょうか。

8. 精神的ダメージを受けた時

ふとした瞬間に大失敗をしたり、心無い言葉を投げつけられたり、思ってもみなかった厳しい批判を受けたり。様々な場面でココロは突然のダメージを受けることがあります。

こんな時、いつもはどうしていますか？　やけ食い・やけ酒したりしますか？　それとも、お買い物したり、パーッと友達と夜遊びしたりとかでしょうか。そうでなかったら、誰とも話す気力もなく、一人で悶々《もんもん》と考え込んだり、ＳＮＳに愚痴を滔々《とうとう》と書き込んだりしますか？

ひどいダメージを受けた時は、まずはダメージの程度を測らないとなりません。とりあえず、いくつかチェックすべき点があります。

□食欲はあるか、もしくは異常に亢進していないか
□アルコールはいつもの量で酔えているか
□買い物は妙にたくさん買い込んでいたり、後先考えずに高いものを買っていないか
□風呂に入ったりちょっとした片づけモノをする気力は残っているか
□SNSなどに書き込んでいる愚痴がすさんでエスカレートしていっていないか

これらのチェック項目に共通しているのは、その行為に歯止めが利いているかどうか。ある程度わかっていてやっている分には大丈夫です。思い切りよく楽しみましょう。そうすることによって、自分が受けているダメージを冷静に見ることができるようになります。

どうやら歯止めが利いていないと思われる場合は、その行為はいったん停止。一体何がどうしてそれほどのダメージになっているのかを一度しっかり言葉にできるまで考えます。

《ダメージをとらえる4ステップ》

① 原因をはっきりとらえる

誰がどうしたのか。何をどうしたのかを一度整理します。混乱している場合は、原因すらはっきり認識していないことがあるのです。

② その時どう思ったのかをとらえる

恥ずかしかった、つらかった、嫌だった……という断片的な言葉から、もう少し踏み込んで、「〇〇さんが××と言ったので、私は馬鹿にされたと思って腹が立ち、涙が出そうだった」など、しっかりと文章にまで表現してみましょう。

③ 本当はどうしたかったのかをとらえる

言葉にできた自分の思いに関して、本当はどうしたかったのか、どうしたらよかったのかを考えて整理します。

例えば先ほど「馬鹿にされて涙が出そうだった」と思ったのだったら、本当はその場でどう行動したかったかを考えます。「ぶん殴ってやろうと思った」なんて実際にはできそうにもないことでも構いませんし「なんでそんなこと言うの！　と詰問したかった」という実際にできそうな行動でも構いません。一度、精神的なダメージをこちらに与えた原因に対してどんなアクションをとりたかったのかを全部整理してずらっと並べてみるのです。

④では、どうするかをとらえる

そして、最後に、現実的にはどうすべきかを考えます。だいたいこのくらいまで考えが進むと、現実的な対処方法にまで行きつくことが多いものです。一つ対処方法を選び取ることができたらそれでＯＫ！　気晴らしを再開しましょう。

東洋医学的な見地では、一度生まれた感情を押し込めるようにしてダメージを受けたままにしておくと、その感情と対応したカラダの部位が壊れてしまうと考えられています。ですから、段階を踏んで感情を放出させ、そのうえで気晴らしをして感情の気のエネルギーを放散させるようにするのです。

また、一つの感情にとらわれて、ずっとそのストレスについて考え続けるのもよくありません。東洋医学では、その感情と対応したカラダの部位に感情のエネルギーが鬱積《うっせき》してしまい、やはり故障を引き起こすと考えられています。嫌なことでダメージを受けた時、思い出すのも嫌なのに、なぜか繰り返し思い出しては怒ったり悲しんだりしている方が多いのですが、これはたいへん体に悪い行為と言えます。

思っている以上に人生の時間は短いものです。ひょっとしたら明日大地震や大事故があって、命を落としてしまうこともあるかもしれません。そう仮定した時、今あなたがこだわっているココロの凹みは、命の時間を削ってまでこだわりたいような凹みですか？

そう考えると、嫌なことにとらわれている時間がもったいないと思えてくるのではないでしょうか。4ステップでしっかり自分のダメージを受け止め、その上でこだわりすぎないように心がけていきましょう。

9.「中庸《ちゅうよう》」のこころがけ

東洋医学の考え方の根っこのところにあるのは、「中庸《ちゅうよう》」です。これは、ちょうどいいバランスが取れているところ、行きすぎているところもなく、足りないところもない状態を指すのですが、意外とこれが難しい。

この本を手に取ってくださっているあなたは、「スピリチュアル系」や、「自己啓発系」と呼ばれるような書籍を読んだことはおありですか。そういった分野では、「ラッキーが連続する」とか、「ポジティブに明るく！」とか、とにかく右肩上がりで上昇し続けることを「よい状態」としている傾向があります。

ですが、現実の世界はそうではなく、たいていの場合、上がったり下がったりを繰り返すものです。実は、東洋医学ではこちらの「上がったり下がったり」が中庸に含

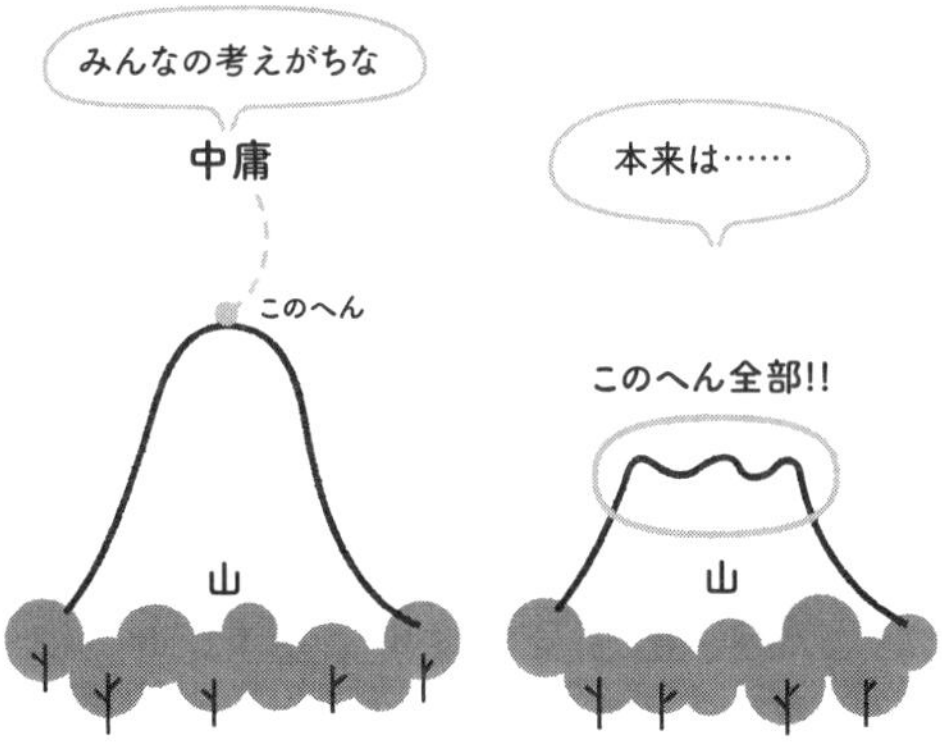

まれているのですよ。

たいていの方は、「中庸」という言葉の意味するところを、「ちょうどど真ん中のピンポイントで、山の頂上」みたいに考えているのですが、本来の中庸というのは、「だいたい真ん中らへんで、ちょっと凸凹《デコボコ》もある」というものです。中庸というのは割と幅や奥行きがあるものなのです。

ですから、中庸の中でも、「こんな風だったらいいな」という中庸と、「ま、まあ、このへんまでは許容範囲」という中庸があります。ここを間違えて、とても狭い範囲でバランスを取ろうとする方を多く見かけます。そうすると大変窮屈《きゅうくつ》な生活になり、ココロが凹みやすくなるのです。

ですが、「中庸なんてとても窮屈でやってらんないわ」、このくらいはいいでしょ……とバランスを崩すことを繰り返し行っていると、「このへんまでは許容範囲」の中庸から外れてしまい、大きくココロとカラダのバランスを崩すことにつながるのです。

自分にとっての中庸とはどのあたりなのかを知るために、生活習慣を一度見直してみてください。ここまでやると次の日つらいとか、この量以上食べたらあとで調子が悪くなるとか、布団に入る時刻のリミット……などなど、生活の中で「ここを越えたら中庸から外れそう」と思う境界があると思います。そこと、理想的な生活習慣との間の幅が、あなたにとっての中庸の領域です。

ココロの中庸に関しても同じことが言えます。「ものすごく怒って疲れ切ってしまった」というのと、「何があっても全く怒らずニコニコ我慢する」というのはどちらも中庸から外れた行為です。適切な時に、適切な強度で感情を表現できているでしょうか？　自分が疲弊せず、相手も疲れさせないちょうどいい感情表現は、気持ちの良いマッサージのように適切な圧力や適切な温かさを持っているものです。

東洋医学では感情を「七情」と呼んでいます。それぞれについて自分のココロはど

七情のバランス

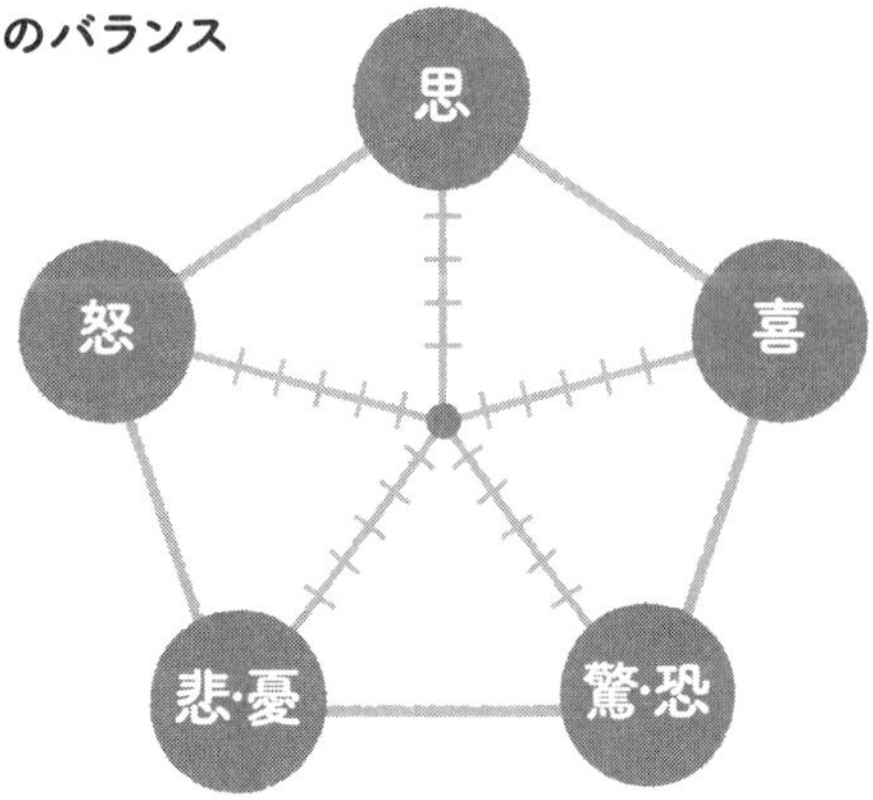

どれかに偏ったり、
足りなかったり、
抑圧したりしてないですか？

う表現していて、どの感情表現が多すぎて、どこが少なすぎるのかを一度チェックしてみてください。生活習慣だけではなく、自分にとっての中庸なココロの動きの範囲もあわせて探っておくと、きっと、「ああ、これは今までやりすぎだったんだ」「ここは今まで抑え込みすぎだった」と思う部分が出てくるでしょう。

Chapter 2

巡りが大事、リズムが肝心

10.「中庸」になる生活リズム

ココロとカラダを中庸に保つには、大きな流れのリズムに乗ることが大切です。そのリズムとは、1日24時間のリズムと、季節のリズムです。この二つのリズムをとらえて生活していくことで、ココロもカラダも機嫌よく過ごすことができるようになるのです。

東洋医学で、世界のリズムをつかさどっているのは太陽と月です。この二つの星が1日の時間の流れと、昼と夜の長さを決めています。

皆さんご存じのように、昼と夜の長さは季節により違っています。冬至から春分を経て夏至までの間は昼の長さが長くなっていき、夏至から秋分を経て冬至までの間は昼の長さが短くなっていきます。

「1年と1日のリズム」を上手にとらえるには、音楽の演奏法をイメージするといいでしょう。

1年の中で、昼の長さが長くなっていく期間は、少しずつ少しずつ動く量を増やしていく時期です。音楽でいうならクレッシェンド、少しずつ音を大きくしていく演奏法ですね。音も大きくなりながら、テンポもアップするイメージです。

逆に、昼の長さが短くなっていく期間はデクレッシェンド、少しずつ音を小さくしていきます。それとともにスローテンポになっていくように生活していくのです。

この、音楽でいうところのクレッシェンド、デクレッシェンドは、1日の時間の中にも存在しています。夜明けから太陽が一番高くに昇るところまでがクレッシェンドの時間。そこから、太陽が沈むところまでが、デクレッシェンドの時間。太陽が沈んでからは、大昔だったら休止符の時間です。現代だと、デクレッシェンドからピアニッシモになったのち、休止符になる感じでしょうか。だんだん音が小さくなっていって、そこからごくごく弱くソフトに音楽が流れ、夜の12時前に音が止むようなイメージです。テンポも、明るい時間帯はアップテンポ、そこから夕方になってスローテンポに移っていくように。

具体的にこの二つのテンポを意識して生活するにはどうすればいいのか。大まかにとらえると、春夏と昼間はアップテンポかつクレッシェンドなので、活発に良く動くことを意識します。秋冬と夜はスローテンポかつデクレッシェンドなので、ゆったりのんびりお休みすることを意識します。

そして、音楽と同じように季節は刻一刻と巡っていきますし、1日の時間も一時たりとも止まることはありません。ですから、季節の巡りや1日の時間の経過に合わせて、少しずつ少しずつ変化させていくのです。

そのためには、野菜や果物などの食材に注目して季節を感じられるように気をつけたり、日光浴がてら外出したり、窓の外を眺めて太陽の光がどんな状態になっているかを感じるようにする習慣をつけておくことが大切です。

「冬物をクリーニングに出さずに秋になってた……」とか、「あらもうこんな時間！寝なきゃ！」「今日も寝坊した！」などなど、ありがちですけれど、季節や時間に取り残されないように気をつけましょうね。

11. 軽視は禁物「メシ。フロ。ネル」

「ウチの父は家に帰ってくると『メシ。フロ。ネル。』くらいしか言わなかったです」なんて話、今の若い人には通じないかもしれません。家に帰ってくると最低限の会話しかしなかった昭和の男性の寡黙さを、「メシ。フロ。ネル。」と表現したんですね。

そんな口数の少ない昭和の男でさえ、「メシ。フロ。ネル。」はどうしても必要なことだったので、家に帰ってきてこの三つの言葉だけは口に出して要求していたわけですが、最近ではこれらは軽視されっぱなしな気がしています。

しっかりごはんを食べるのもめんどくさい、お風呂はバスタブに入るのがめんどう、寝るのは時間がもったいない……こんな風に皆さんは思っていないでしょうか。けれども、ここをおろそかにしてしまうと、ココロとカラダの調子がくるってしまうのです。

皆さん小さい時、「ご飯をきちんと食べないといけません」「お菓子はご飯の代わりにはなりません」「お風呂に入りましょう。きちんと温まりましょう」「夜は早く寝て、朝は早く起きましょう」と、繰り返し親御さんから諭された覚えはないでしょうか。これは別にそうしないとお行儀が悪いから叱られたのではなく、こういった基本の生活習慣を身につけないと、ココロとカラダがうまく働かなくなるから、親御さんたちは毎日毎日同じことを繰り返し諭し続けたわけです。

しかし、子供らはまあ馬耳東風です。お菓子のほうがおいしいし、ジュースはいつでも飲みたいし、お風呂に入るより今見ているテレビのほうが重要だし、早く寝るより今手元にあるおもちゃで遊んでいたいわけです。「なんでお母さんはあんなに口うるさいんだろう」くらいにしか思いません。そして、大人になって……「わーい！ うるさいことを言う親はいないぞ！ 自由だ！」となるわけです。すると、基本的な生活習慣をないがしろにした結果……ココロとカラダが不調に陥るわけなのです。

ここで、みんな「おかしいな、どうしてだろう？」と思うのですが、まさかお母さんが口うるさく言っていた「ご飯は？　お風呂は？　早く寝なさい！　まだ寝てるの？　起きなさい！」が、自分のココロとカラダの不調につながっているなんて思いもよりません。なので、「きっとデトックスが必要なんだわ」「ヨガに通ってみないと」「あのサプリメントが効くって」……などなど、様々なことに手を出し始めます。

でもちょっと待ってください。わざわざお金を払う前に、やることがあります。あなたの「メシ。フロ。ネル。」ってどうなってますか？　次のページから、「メシ。フロ。ネル。」について、とても簡単で効果的な方法をお教えしていきますね。

12. 三食をできるだけ一定の時間に

病院に入院した経験はおありですか？　経験がなかったら、どなたか身近な方が入院した時にお見舞いに行ったことは？

病院では三食が出る時間帯が決まっており、同じ時間に配膳されるようになっています。これは別に、病院側の取り回しが楽だからという理由ではなく、このほうが体調が一定に保てて、病気からの回復に役立つからです。

人間の体内時計のリズムは、お日様の光によって調整されているのはご存じの方が多いと思います。ですが、実はそれだけが体内時計を左右しているわけではないのです。食事の間隔もリズムを一定にする力を持っていることが研究によって明らかにされています。食事の間隔がバラバラになると、睡眠リズムにも影響が出てくるという研究結果も出ています。

食事間隔だけではありません。全体に遅めに食事をとることで、太りやすいホルモンバランスに変わってしまうことも実験で確かめられています。具体的に言うと、朝食7時、昼食12時、夕食18時よりも、朝食9時、昼食14時、夕食20時のほうが、同じカロリー摂取量であるにもかかわらず、体重が増えたそうなのですよ。ダイエットしたい方にとっては、ちょっと背筋が寒くなるような話ではないでしょうか。

ココロとカラダを中庸に保つには、食事の間隔を一定にし、しかも、全体の食事時間を前倒しにしておくことが大切だといえます。忙しい方にはちょっとハードルが高いと感じられる事柄かもしれませんが、まずは食事をする時間を確保してから、それ以外の事柄のスケジュールをはめ込むようにする癖を作りましょう。

私の場合は、朝食は7時15分ごろ、昼食は12時から12時半ごろ、夕食は18時半ごろにとるようなスケジュールになっています。ここをできるだけ動かさずに仕事や家事やレクリエーションをパズルのようにはめ込んでいくのです。

私自身は空腹感をきちんと感じるタイプなので、一度リズムを作ってしまえば腹時計が食事の時間だと教えてくれます。しかし、食事に興味があまりないタイプ……冷乾タイプや、熱乾タイプの人は、気をつけてリズムを作らないとなりません。特に、熱乾タイプは、寝食を忘れて突っ走ってしまい、突然エネルギー切れを起こしやすいのです。食べる時間をまず確保、それから仕事と肝に銘じておきましょう。

また、冷乾タイプに多いのは、一度にたくさん食べられないという体質です。この場合は、食事を細かく分けて食べる「分食」をお勧めしています。こうすることで、コロとカラダを一定に保つための栄養とカロリーを確保するのです。この場合も、分食の時間帯をできるだけ一定に保ち、食事間隔がばらばらにならないように気をつけましょうね。

13. 食べすぎない

冷湿タイプと熱湿タイプの人は、たいてい食べることが好きで、ついつい食べすぎてしまう傾向があります。そして、どちらのタイプもたいてい、「糖質」が大好きなのです。糖質とは、パン・麺・ご飯などの炭水化物と、砂糖や果糖などの甘味のことをさします。

また、冷乾タイプの人は、食が細いので「何とかカロリーをとろう」と考えて甘いものを、熱乾タイプの方は「暑いから冷たいものを」と、冷たくて甘い飲み物やアイスクリームなどを好む傾向があります。これ、どれもこれも、ココロとカラダを中庸に保つにはNGなのです。

面白いことに、どの体質においても東洋医学では「甘」の味に分類される食べ物の食べすぎが問題になるのです。これを食べすぎると、体に水分が多くなりすぎてむくんだり、だるくなったり、思い悩んでぐるぐると同じ思考を繰り返すようになったりすると考えられています。

もちろん、すべて食べないようにするのは極端なことなので中庸な考え方ではありません。何事もバランスを取るのが東洋医学流。「甘」のとりすぎに注意することで、ココロとカラダのバランスを保ちましょう。

あなた、忙しくなってくると、「とりあえずはこれをおなかにいれておこう」と、パン・麺・ごはんなどの炭水化物に偏った食事をとる傾向がありませんか？　きっとほとんどの方が、「今日は食べる時間がないから菓子パン」「早く食べられるから麺類」「とりあえずは菓子パンでつなごう」なんてチョイスをしているのではないでしょうか。

これって、世の中にあるささっと食べられるもののほとんどがそういった食品だからという理由だけではなくて、きっと子供の頃に「とにかくお米だけは食べなさい」「時間がないならトーストだけでも」なんて言葉をかけられて育ってきているからではないかと私は疑っているのです。「ごはんは残していいからおかずだけ食べなさい」って言われた覚えがないんです、私。三つ子の魂百まで、ですね。

最近の栄養学では、オトナは炭水化物をたくさん食べなくても良いという説が優勢になりつつあります。炭水化物は体を動かすための資本になるものなのですが、ほとんどのオフィスワーカーは、主食をかなり抑えても大丈夫なくらいしかカロリーを消費していません。一食あたりのごはんの量は80～120g程度まででで十分です。

ましてや、甘いものをたくさん食べなければならない理由はありません。「甘いものなら少量でカロリーも高いし」と、スウィーツを食事の代わりにしている方が時々いらっしゃるのですが、カロリーは高くても他の栄養素がありませんので、残念ながら食事の代わりにはなりません。

また、糖分をたくさん摂取すると、それを体内で燃やす際にビタミンB1をたくさん消費してしまい、疲れやすくなってしまいます。そうして「なんだか疲れたから甘いものでも食べよう」と思ってスウィーツを食べて、もっと体内の栄養バランスを崩して……というなんともつらいサイクルにはまり込むことになります。

ですから、甘いものを食べたいからといって、普通の食事を控えるなんてことは、ココロとカラダのバランスを崩す大きな原因になるのです。

「ケーキ食べたいから食事減らそっと」なんて、意外とやってしまっている方が多いのではないかなと思いますが、甘いものなら、お気に入りのものをごくたまに少量だけいただくことを心がけましょうね。

14. 季節に合った食べ方を

「もっとお野菜食べましょう」と、食事指導をすると、どの季節でも大抵出てくるのがトマト・キュウリ・レタス・ナス・ピーマンといった春・夏野菜です。そんな時私は、「いったい今の季節はいつですか?」と質問することにしています。

春爛漫の時のレタスサラダや、太陽ギラギラの時期に食べるトマトとキュウリのサラダは美味しいけれど、真冬にそれらを食べるのは、とてもじゃないですがオススメできません。

実はこれを間違えると、ココロとカラダの状態にも影響が出るのです。寒い季節に寒～い食べ方をするとココロもカラダも落ち込みますし、暑い季節に暑苦しい食べ方をするとのぼせてひどくつらくなりますからね。

お野菜にも果物にもお魚にも旬があります。肉にすら実は旬があるのです。東洋医学流の食べ方は、この「旬」を意識することから始まります。

食養生の大前提として、季節外れのものは食べないことが挙げられるのです。先ほどの、真冬にトマトやキュウリ、レタスのサラダに代表されるような、露地栽培でその季節には収穫できないもの、漁に出てもその季節には取れない魚貝類は季節外れとみなします。

また、大型動物の肉類……豚肉や牛肉は、冷蔵庫などなかった昔はあっという間に腐ってしまうため、秋冬に食肉解体を行い、塩漬けにして夏前には食べ切るようなものでしたから、秋から冬にかけてが旬の食材と言えます。

そして、料理の仕方にも季節ごとの「旬」があると言えます。真冬にトマトをサラダで食べるって、とても寒い感じがしませんか？　同じ食材でも、缶詰のトマトを使って煮込み料理にしたほうが美味しく感じられると思いませんか。反対に、真夏に大根の煮物って、暑苦しく感じませんか？　夏なら、千切りにして大根サラダにしたほうが美味しく感じられないでしょうか。このように、同じ食材でも食材に熱を加えた

調理法

生　湯がく　蒸す　煮る　炒める　揚げる

（冷やす）⟷（温める）

左側ほど冷やす力、右側ほど温める力が増える

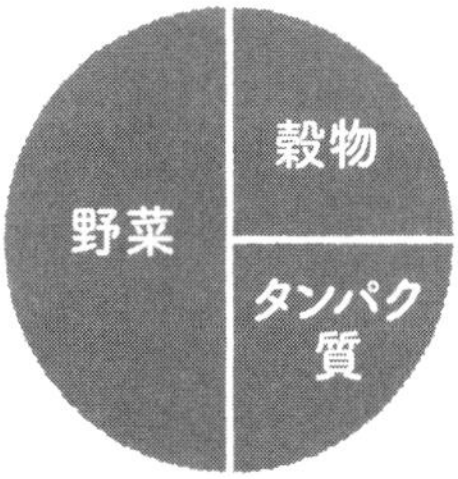

※春～夏は左側、秋～冬は右側に近い調理法のものをいただきましょう

（よい例）**大根を夏はサラダ、冬はおでんに**
（NG例）**夏の揚げ物、冬の生野菜サラダは控えましょう**

※直径21～22cm程度のお皿に、こんな割合になるように盛り付けて

り、調味料をどう使うかで季節に合わせた食べ方にすることができるのです。

具体的には、上の図のように考えます。

「今日は寒いから温かい鍋にしよう……」「暑いから、冷たいざるそばにしよう」なんて、どなたでも無意識に考えていらっしゃるでしょう。それをもう少し意識することで、東洋医学流の食養生ができるのです。

暦を見て、その日の気温や天気を意識するのと同時に、台所やレストランでどんな旬の食材をどう調理して食べるかも意識できるようになるといいですね！

15. 陽に当たるのは大事

毎朝 Twitter にて「養生予報」を発信しています。その際、「気分障害」についての注意点も書き添えるのですが、天気が良くてもその他の気象条件で気分が沈みそうな時は、必ず「お日様に当たって散歩して」と書き添えることにしています。どうしてかというと、これが一番簡単で確実な気分障害の改善法だからなのです。

東洋医学では、活発なココロとカラダの動きをつかさどっているのは陽の気です。休息と鎮静をつかさどるのはその反対の陰の気。気分が下がってしまうという状態は、過剰に陰の気がココロとカラダを抑制している状態だと考えられます。

太陽は陽の気の塊で、その光は陽気の放射されているもの。これを浴びてしっかり散歩することによって、カラダの中に陽気をとりこんで巡らせることができ、気分が上向きになってくる……ということなのです。

また、陽の光が降り注ぐ季節は、春から夏にかけて。この季節にしっかりと陽に当たってカラダの中に陽の気を増やしておくことで、陰の気が優勢になる秋冬にカラダが冷えやすくなったり、気分が沈みがちになるのを防止できると考えられています。

オフィスワークをしていると、日中はほとんど全くと言っていいほど陽に当たらずに過ごすという方も多いはず。けれども、通勤通学がある場合はそれほど問題が出にくいのです。理由は、陽の気がフレッシュでたっぷりの時間帯である午前中の光を浴びることになるから。ですので、何となく気分が下がり気味の方は、通勤時間に歩いたり自転車に乗ったりする時間を少しだけ増やしてあげることで、改善を図ることができます。

問題なのは、家にこもりきりになりがちな主婦の方や、自宅で作業することが多い自営業の方、それと病気療養中などで外出がままならない方たちです。外に出て歩けるのでしたら、正午を越えない午前中、できれば10時前の太陽の光を浴びて散歩をする習慣をつけてみてください。面倒だったら10分程度ベランダに出て陽に当たりながらら洗濯物干しでもすると家事も進んで一石二鳥でしょう。軽い抑うつ状態ならば、本当にこの程度の行動で改善することが多いのです。

代替療法家のアンドルー・ワイル氏は、抑うつ傾向の患者には、よく晴れた日のフォークダンスを処方して、無理矢理にでも踊らせると著作に書いておられました。これを数週間続けさせるとほとんどが改善してくるそうなのです。

病気療養中の方は、窓を開けて朝の光を浴びるように心がけてください。外気に触れるのもつらい状態であるなら、ガラス窓越しでも構いません。病を抱えている時は、やはり気分が落ち込むものです。そして、たいていの場合、寝室はさんさんと陽が降り注ぐ状態ではありません。是非、カーテンを開け、できれば窓を開けて、陽に当たってみてください。

16. 睡眠のリズムを整える工夫

寝つきが悪い、眠りが浅い、途中覚醒する、朝起きられない……よく聞く悩みです。睡眠のリズムを整えるには、睡眠のメカニズムを知って上手に使うことが大切。細かいお勉強は抜きにして、いくつかの知恵をお教えしましょう。

①「1日8時間寝ないとダメ！」というのはウソ

人それぞれにちょうどいい睡眠時間が存在しており、一概に1日○時間とは言えないものなのです。極端に睡眠時間が短くて済むショートスリーパーの方もいれば、10時間くらい眠らないとならないロングスリーパーも実際に存在しています。自分が「このくらい寝るとちょうどいい」という時間を探ってみてください。私自身は、7時間眠るとスッキリで、6時間だとちょっと足りません。必要な睡眠時間の見極め方は、同じ時間に就寝して7時間後、6時間後、5時間後と、実際に寝起きして体調をくらべてみます。どの睡眠時間がちょうど良いか、目覚まし時計をセットして、それぞれ数日間にわたって実際に体験し、カラダで調べるのです。睡眠時間については、詳しくは4章でもお話しします。

②ストレスは睡眠を撹乱する原因

強いストレスを感じたせいで、途中覚醒や入眠障害を起こす方は多く見られます。この場合、我慢せずに一時的に睡眠導入剤を服薬することも視野に入れましょう。漢方薬にも良い薬が存在しますので、漢方薬局に相談するのも手です。市販薬では「酸棗《さんそう》仁湯《にんとう》」や「ドリエル」などが手に入りやすく安全性が高いものです。

③寝る前に強い光を見ない

目から入る強い光は、体内時計を撹乱する力があります。夜寝る直前までスマートフォンの強い光にさらされると、入眠が悪くなったり、睡眠が浅くなることが知られています。寝る1時間以上前からは、目から強い光が入らないように注意しましょう。また、夜中に気になって端末からネットをチェックしたりすることは、一気に脳を覚醒させてしまい、睡眠リズムを崩す原因となりますので注意が必要です。

④ 起床時は強い光を利用する

③とは反対に、強い光は意識を覚醒させてしまう作用を逆手に取る方法もあります。朝なかなか起きられない方は、起きてすぐにスマートフォンなどでメールチェックを行ったりすると、目から入る光で体内時計がリセットされ、覚醒が促されるために速やかに起床できることがあります。

⑤ 朝は起きたら太陽の光を浴びる

夜間、寝室に光が入ると睡眠を浅くする原因になるので、遮光カーテンなどで光が入らないようにしっかり工夫する必要があります。ですが、体内時計をリズミカルに保つためには、朝起きたらすぐにカーテンを開け、太陽の光を浴びることが大切です。私は自動でカーテンを開閉できるガジェットを使って、起きる時間に太陽の光がベッドを照らすようにしています。目覚まし時計を使って起きるよりも自然な目覚めになりますのでオススメです。

⑥ヒートアップした神経をなだめる

頭を使いすぎた時は寝つきが悪くなるのが当然。日中、難しい頭脳労働をした時は、いつもより長く歩いて帰宅するなどの調整が必要です。こうしてやることで、下肢に血液を巡らせて、ヒートアップした神経をなだめることができます。ストレス発散！といって、テレビを見たり、スマホゲームに興じたりすると、さらに頭に血が上ってしまいますので注意です。

⑦バスタブで体を温める

睡眠中は深部体温が上下します。グラフを見てみましょう。

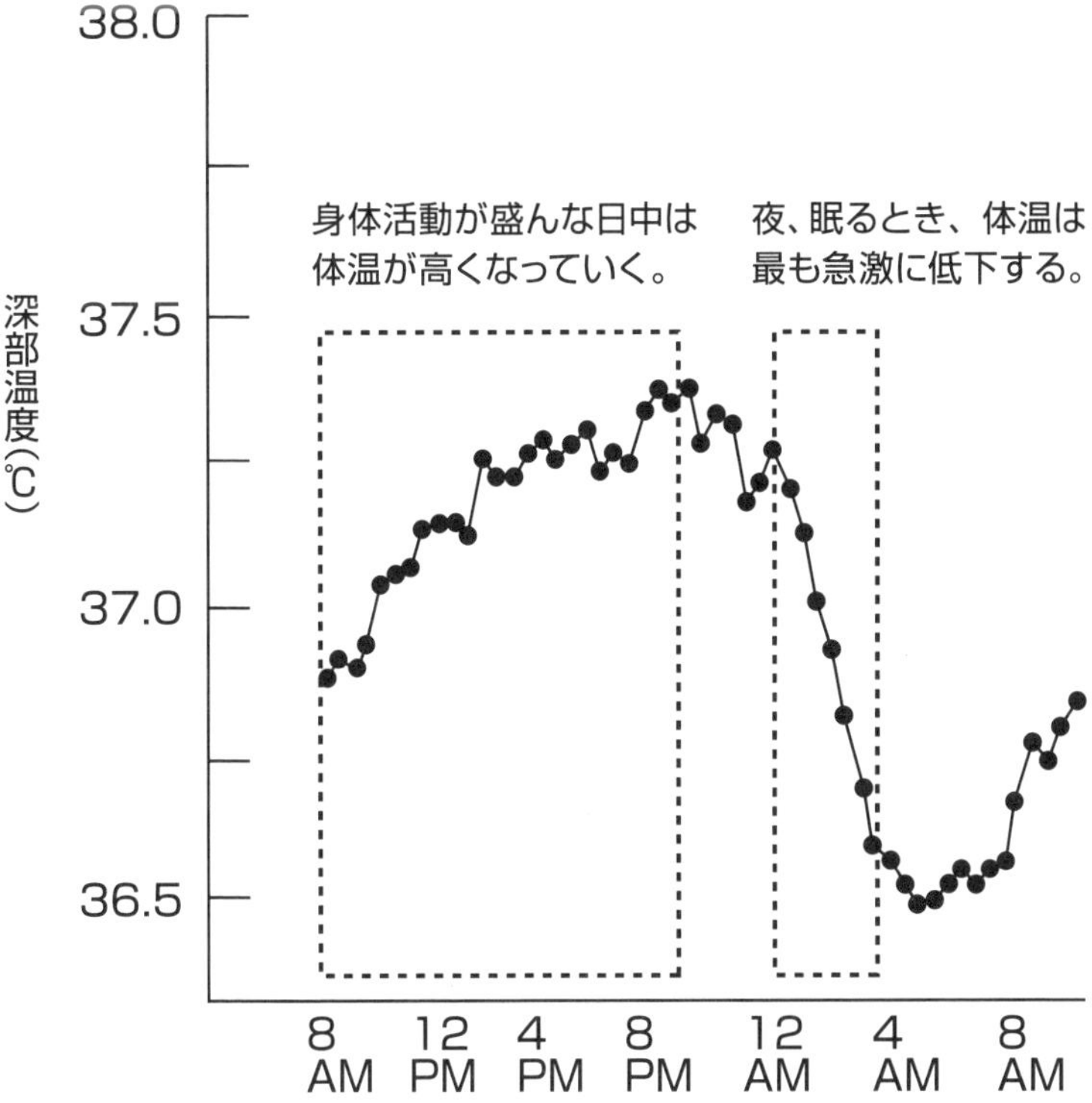

1日の体温のリズム（例）

（Scales W et al. : J Appl Physiol 65. 1988より改変）

入眠後体温がぐっと下がって明け方に最低値になり、その後目が覚める時間に向けて体温が上がっていきます。この体温低下がしっかりとなされるほど、深い眠りに入ることができるのです。体温調節に利用できるのが入浴、それもバスタブの湯に浸かることです。睡眠の30分以上前にお風呂に10分程度入って体を温めると、相対的に睡眠中の深部体温がぐっと下がることが知られています。これはシャワーを浴びる程度では起こらない変化なので、毎日バスタブに入ることが快眠につながります。

⑧寝だめはしない

土日に寝だめをすると、月曜日がつらくなります。理由は、睡眠リズムはたった二日間の朝寝坊で簡単に崩れてしまうからです。休日でもいつもと同じ時間に就寝して起床するように心がけることで、ブルーマンデーなどと言われる休み明けのココロとカラダの不調が減少します。

⑨夏場は湿気対策を

冬など、湿度を保とうとして加湿器を使う方は多いのですが、夏場は湿気のせいで快適な睡眠が得られないことがあります。是非、除湿機を導入しましょう。梅雨時など、寝室で日中稼働させておいて、帰宅後電源をオフ、エアコンで軽く部屋を冷やしてから眠ると大変快適に眠れます。

睡眠リズムはデリケートなものですが、ちょっとした工夫で随分変わってくるものですよ。全てを実践するのは難しいかもしれませんが、どれか一つでも試してみて、継続してください。

17. 生活のサイクルを保つ工夫

なぜか仕事が押してしまったり、寝る時間が遅くなってしまったり。生活のサイクルがなかなか一定しない方がいらっしゃいます。ひどい場合は食事の時間もばらばらで、欠食すらよくある状態だったりします。「不規則な仕事なので……」とおっしゃる方が多いのですが、食事や睡眠を諦めてしまうと確実にココロとカラダのバランスは崩れていってしまいます。

生活のサイクルが崩れがちな方は、たいていの場合、睡眠・食事・入浴などの「生きるために必要な時間」を削って、仕事・勉強などの「生きているからこそできること」に注力しがちです。この結果、ココロとカラダを壊して、必死で注力した仕事や勉強ができなくなっていくのです。どうしても仕事や勉強がやりたくて、生活のサイ

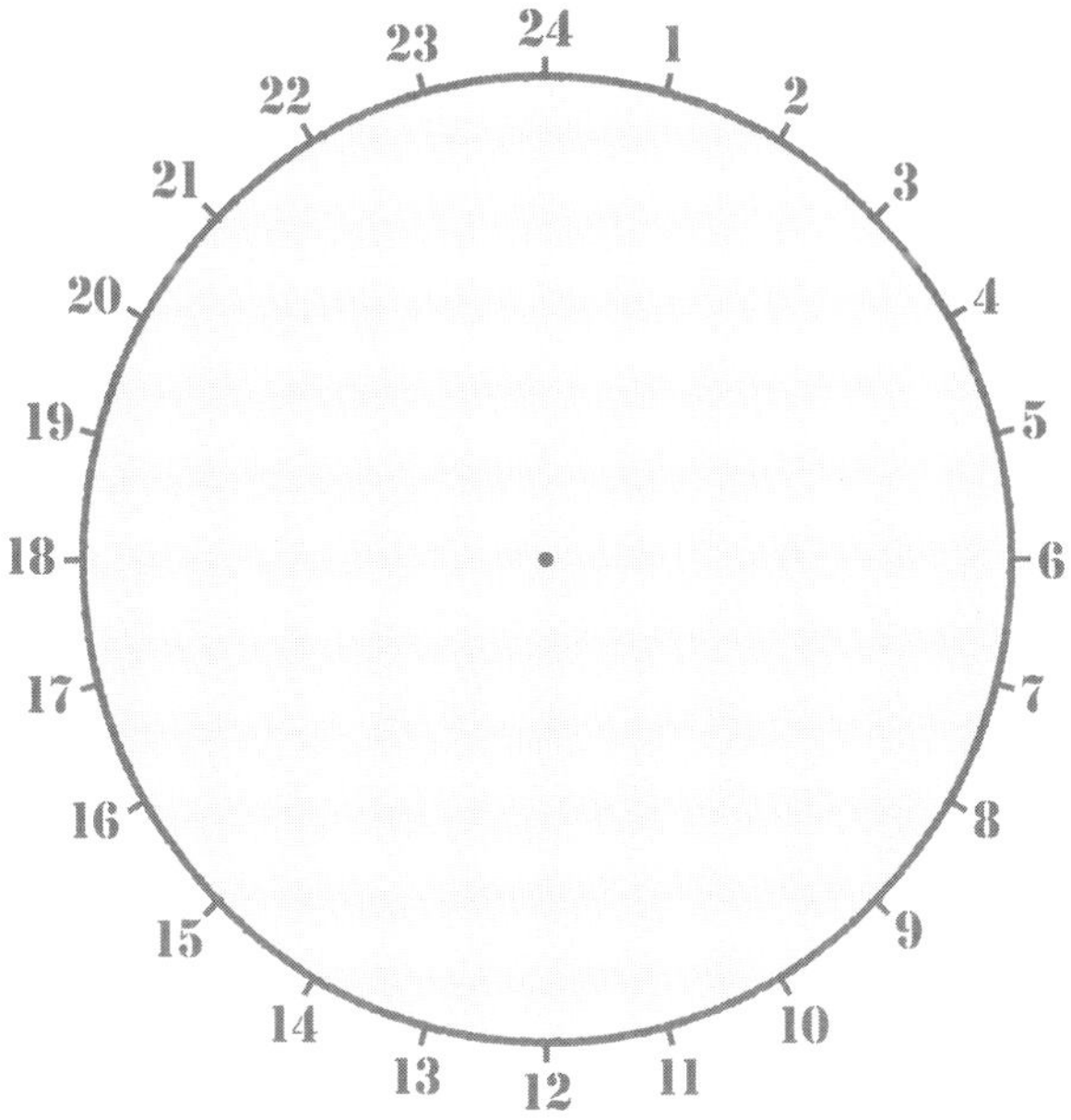

クルを崩していたのに、これでは本末転倒です。

自分がやりたい仕事や勉強をできるだけ長く続けていくために、一番大切なことってなんだかわかりますか。それは、皆さんが削ってしまう睡眠・食事・入浴などの「生きるために必要な時間」を先に確保して、そこを絶対に動かさないと決めることなんです。

上の図は、24時間の予定を円グラフで表せる図です。

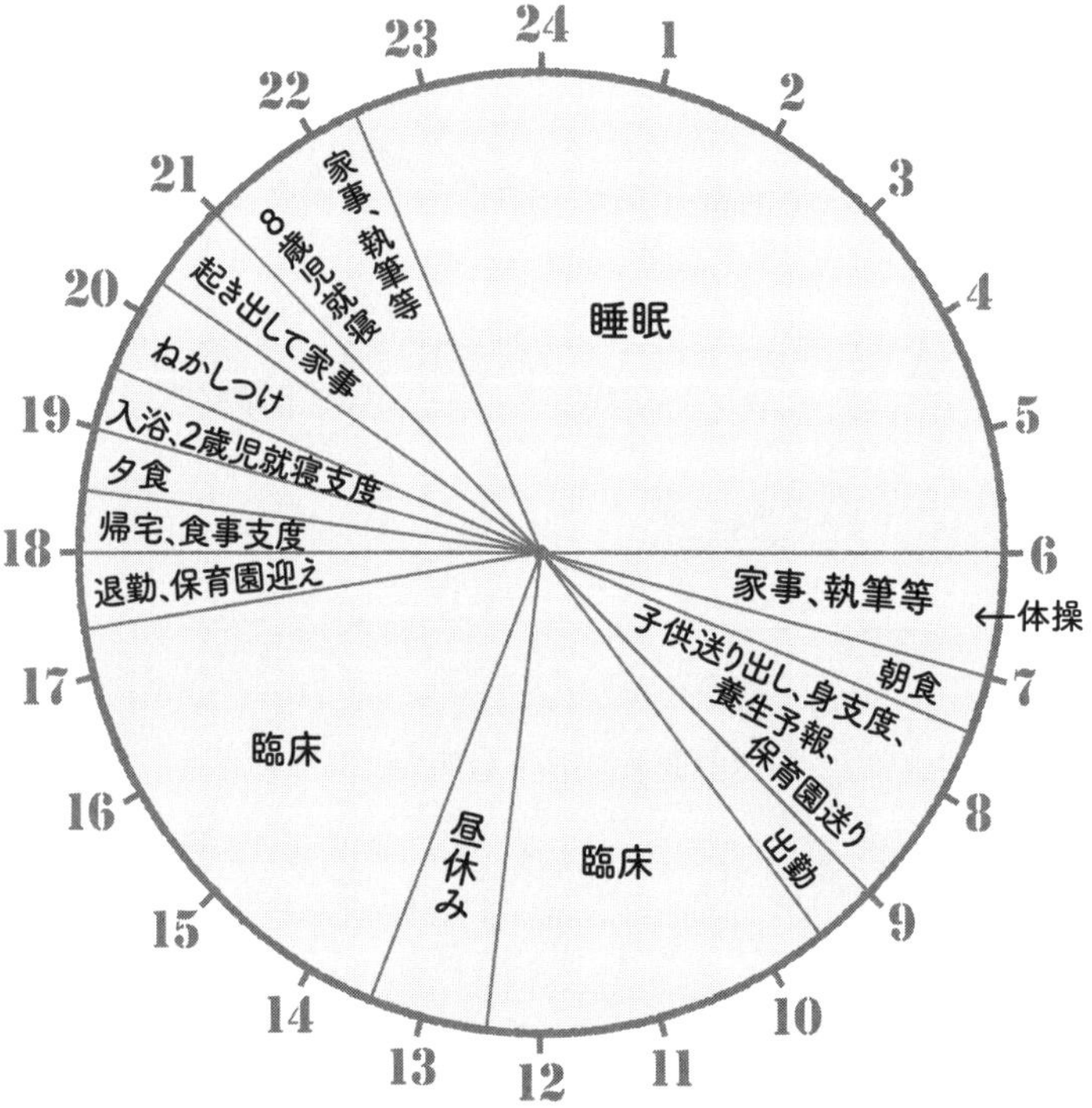
24
1
2
3
4
5
6
7
8
9
10
11
12
13
14
15
16
17
18
19
20
21
22
23
睡眠
家事、執筆等
←体操
朝食
子供送り出し、身支度、
養生予報、
保育園送り
出勤
臨床
昼休み
臨床
退勤、保育園迎え
帰宅、食事支度
夕食
入浴、2歳児就寝支度
ねかしつけ
起き出して家事
8歳児就寝
家事、執筆等

私の生活時間を書き込んでみると、こんな風になります。

この中で、睡眠・朝食・昼食・夕食・入浴の時間をできる限り動かさないように努めるんですね。そうでなかったら、この円グラフの中で切り分けておく割合を減らさないことに努め、前後左右にずらしてでも、毎日必ずどこかへはめ込むようにするのです。

私の場合は、

・睡眠は6時に起きるなら10時半ごろ、5時に起きるなら10時ごろに就寝
・朝食は7時から約20分
・昼休みは日によって前後しますが、45分程度は必ず確保できるように
・退勤時間はリミットが17時30分。保育園のお迎えがあるために死守。
・夕食は18時半から19時までに済ませるように。
・2歳児の寝かしつけは19時半から20時までには必ずベッドに入れること。
・8歳児は9時から9時半までにベッドに追いやること。

これらの項目を動かさないように努めています。

このように、1日の生活の中で動かさない柱を決めることで、生活にリズムが生まれるのですよ。音楽のリズムって、時間の刻み方を決めているんですよね。4拍子なり3拍子なり、一定時間に何個音が鳴るかを決めているわけですけど、一度決めたらそのように鳴らしていくことでリズミカルな音楽が出来上がるわけです。

生活サイクルが乱れやすい方の場合、何をどういうふうにして合理化していくか、どう工夫していろいろなことを詰め込んでいくかを考えるのですが、本当に必要なことは、生きるために必要な時間を先に切り分けて、そこだけは動かさないこと。これを守ることが、生活サイクルを一定にするカギになるのです。

次のページからは、カラダのタイプによって起こりがちな「生活サイクルの乱れ」を改善する方法をアドバイスしていきます。

18. 乾の人に多い、詰め込みすぎるタイプの人へ

まずは、先ほどの円グラフをご自分で書いてみてください。そして、その円グラフと、次ページに示してある円グラフを比べてみてください。

比較してみていかがでしたか？　乾タイプは、端的に言うと「時間ののりしろが少ない」「よくばり」なのです。AからBへ移る際にどの程度のインターバルが必要かの目算を少なめに見積もり、ありとあらゆることを詰め込もうとします。

結果的に、予定がぎっちりになってしまい、昼休みの時間を侵食したり、残業を長く続けてしまったり、退勤後の習い事をいくつもやっていたりします。さらに、帰宅してからもいろいろなことをやろうとして、食事やお風呂、就寝時刻を削っていきます。

乾タイプ

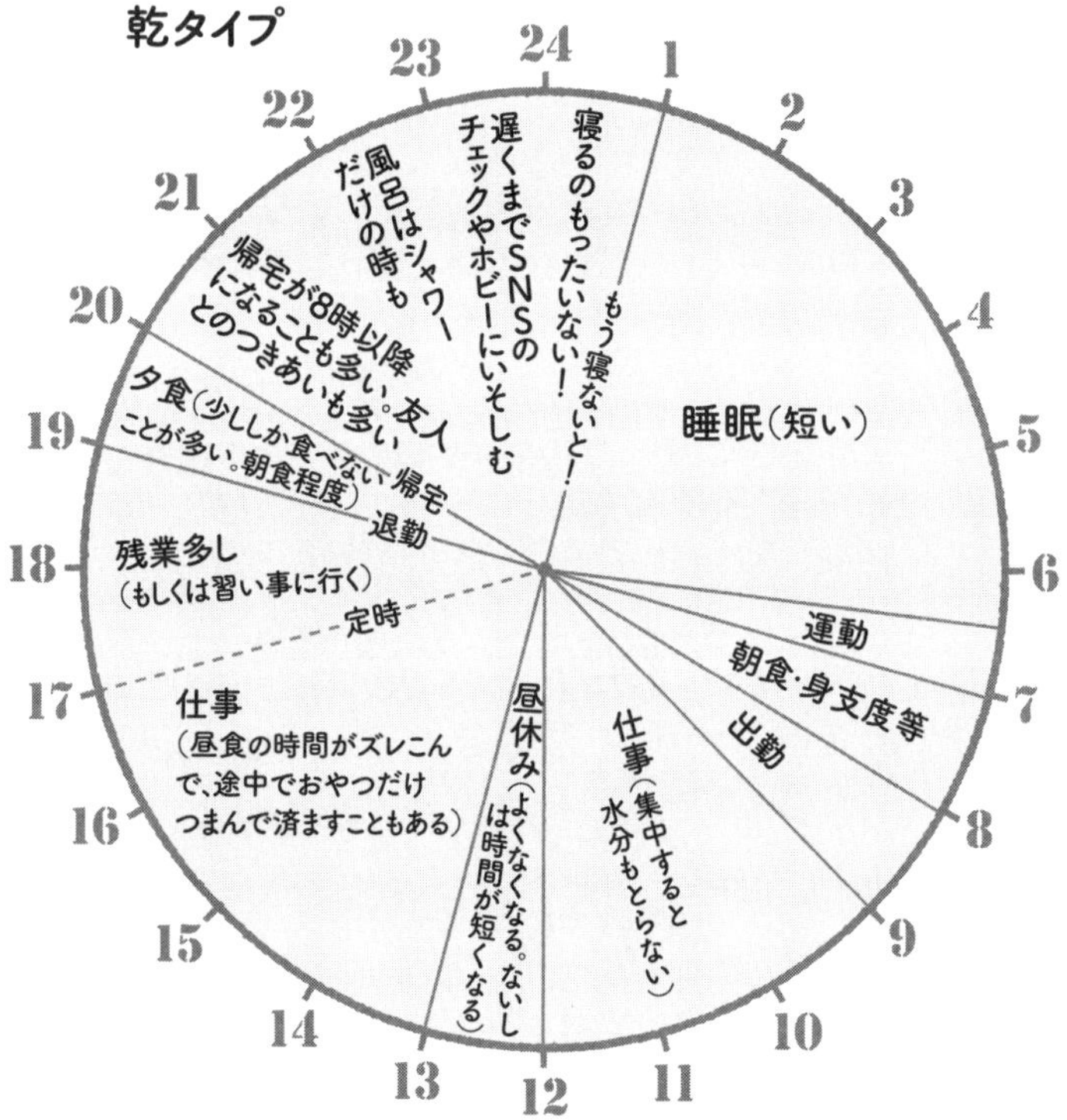

24
1
2
3
4
5
6
7
8
9
10
11
12
13
14
15
16
17
18
19
20
21
22
23
寝るのもったいない!
もう寝ないと!
遅くまでSNSのチェックやホビーにいそしむ
風呂はシャワーだけの時も
帰宅が8時以降になることも多い。友人とのつきあいも多い
夕食(少ししか食べないことが多い。朝食程度)
帰宅
退勤
残業多し(もしくは習い事に行く)
定時
仕事(昼食の時間がズレこんで、途中でおやつだけつまんで済ますこともある)
昼休み(よくなくなる。ないしは時間が短くなる)
仕事(集中すると水分もとらない)
出勤
朝食・身支度等
運動
睡眠(短い)

この場合、優先順位がどこにあるのかを常に意識して生活することが大切です。「生きるために必要な時間」が最優先であって、ここを動かさず、その時々で一番大切なことはどれなのかを意識します。いったい今はどの作業を優先させるべきなのか、どの作業は後回しにするべきなのかを仕分けし、そのうえで、一つ一つにかかるであろう時間を把握したら、それに10分とか15分プラスして考えるようにします。

これは、長期にわたって行うようなプロジェクトでも同じことが言えます。乾タイプは、納期を短く設定しすぎるのです。そのため、いつでも仕事に追われる結果になります。作業に必要である時間を見積もったら、それよりも1日ないし2日プラスして考えるようにしましょう。スケジュールを切る際にほんの少しだけ締め切りを遠くに設定するのです。

設定された締め切りぎりぎりで仕上がってくるより、早く仕上がっていやがるクライアントはいません。仕事は、最初の段階で締め切りが早く設定できて、そのぎりぎりないしは遅れて出来上がってくることを要求されているわけではありません、最初に設定した締め切りに遅れず、確実に仕事が仕上がってくることが大切なのです。そうすることで、プロジェクト全体の動きがスムースになります。乾タイプの方はこの点を忘れないようにしましょう。

また、「寝るのがもったいなくて」というのも、このタイプに共通している言葉です。睡眠時間を削ると、寿命自体を削っていくことになります。ということは、「寝るのがもったいない」と睡眠を削ることは、生きている時間自体を短くする行為だということ。もちろん、健康も損ないます。きちんと眠って、元気な状態で様々な趣味を長く続けていける方が、結果的にはたくさん楽しめます。

1日働いて疲労した状態で、眠いのを我慢するようにして何かを続けるより、しっかり眠って早起きしてすっきりした状態で趣味にいそしむか、日中の仕事に優先順位をしっかりつけ、定時で上がって時間を確保するかしましょうね。

19. 湿の人に多い、だらだらしすぎるタイプの人へ

まずは、先ほどの円グラフをご自分で書いてみてください。そして、その円グラフと、次ページに示してある円グラフを比べてみてください。

比較してみていかがでしたか？　湿タイプは、端的に言うと「慣性の法則」「摩擦力」なのです。覚えていますか、慣性の法則。「動いているものは止めようと力をくわえなければ動き続けようとし、止まっているものは動かそうと力をくわえなければ止まり続けようとする」という、物理で習うアレです。そして、「動く物体と反対向きに生じる、動きを邪魔する力」が摩擦力。湿タイプの方は、慣性力と摩擦力のどちらも強い状態なのです。

たとえてみると……なかなかエンジンがかからない上にブレーキの利きが悪く、そ

湿タイプ

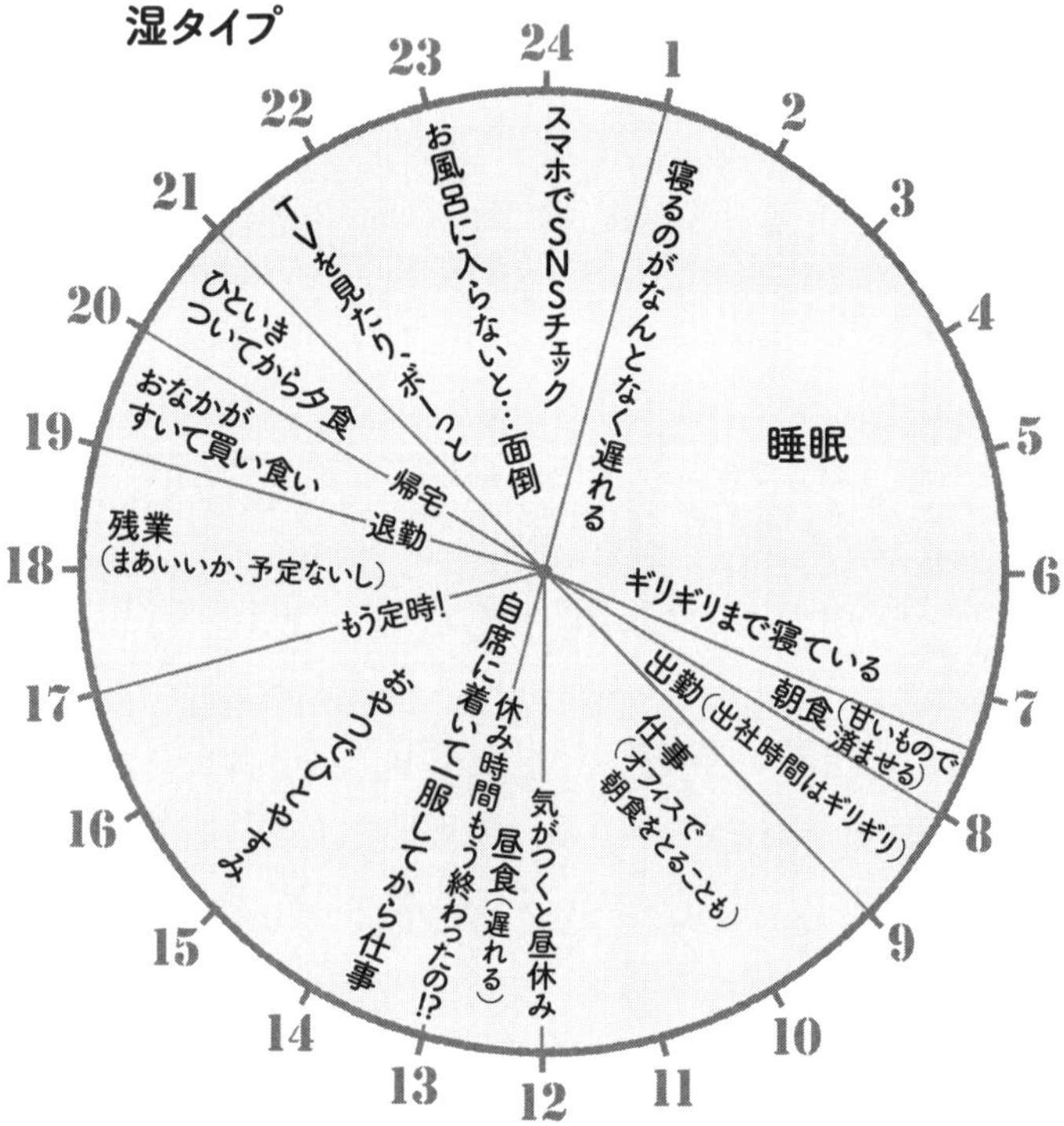
24
1
2
3
4
5
6
7
8
9
10
11
12
13
14
15
16
17
18
19
20
21
22
23
寝るのがなんとなく遅れる
睡眠
ギリギリまで寝ている
朝食（甘いもので済ませる）
出勤（出社時間はギリギリ）
仕事（オフィスで朝食をとることも）
気がつくと昼休み
昼食（遅れる）
休み時間もう終わったの!?
自席に着いて一服してから仕事
おやつでひとやすみ
もう定時!
残業（まあいいいか、予定ないし）
退勤
おなかがすいて買い食い
帰宅
ひといきついてから夕食
TVを見たり、ボーっと
お風呂に入らないと…面倒
スマホでSNSチェック

のくせ放っておくとすぐに減速してしまう、とっても動きづらい車のような状態です。ですから、動き始めるのが遅く、しかも動き始めると止まるのが遅れる上、時々アクセルをしっかり踏まないと勝手に減速するのです。何となく思い当たる節があるのではないでしょうか。

湿タイプの人は「ゆっくりしないと、やすまなきゃ」と止まろうとしますが、動き続けるように意識することが毎日をスムースに過ごすための重要なポイントです。そして、動き続けるためには時々意識してカラダの動作を早くする、行動を起こす時間を前倒しにする……というアクセルを踏み込む作業が必要になるのです。

具体的には、自分が見積もっている「この時間に始めよう」から、15分ほど前倒しで始めるように意識していきます。実際のところ、どんな人でも作業が波に乗ってくるまでに15分程度は必要になってしまうのですが、湿タイプの方は作業に入る前に一息入れてしまうため、15分前倒しにして余分にとったその15分で一息入れるようにしないと、ほかの人よりも遅れてしまうのです。

「一息入れるのをやめなさい」と言っても、湿タイプの方にはそのアイドリング時間がどうしても必要なので、思ったような時間に作業が終わるようにするには早めに動き始めることが解決策となります。どうもこのタイプの方は、「ちょっと一息」がないと、だんだん苦しくなっていってしまうようなのです。

こうして、「少し早めに行動する」ことを習慣づけることによって、1日の終わりに「何となく寝る時間が遅くなる」ということが減っていきます。「なんだか気づくと遅い時間になっていて……」とおっしゃるのがこのタイプに共通している言葉なのですが、少しだけ前倒しで行動することを続けることで、行動や作業が完全に止まってしまうことが減り、きちんとココロとカラダを1日分使い切ることができるようになり、12時ごろには眠くなるようになるのです。

それと、湿タイプの方は「めんどくさい」と思ったら、まず手やカラダを動かして作業するように心がけましょう。めんどくさいと思う時は、エンジンが勝手に止まろうとしている時です。一気にアクセルを踏み込まないと、エンストしてしまって、再度エンジンがかかるまでとても時間がかかります。気をつけてくださいね。

Chapter 3

カラダから
ココロを
整える

20. 体の部位と自律神経の関係

ほとんどの腰痛は原因不明であるという話、ご存じでしょうか。慢性腰痛やぎっくり腰が持病のようになっている人はとても多いのですが、それらのほとんどがレントゲンやCTスキャン、MRIでは特に病変が認められず、痛みの原因がはっきりしないのです。

また、椎間板ヘルニアや椎間関節の変形、脊柱管狭窄症があっても、まったく症状が出ない人が大半を占めているのです。これは、何を示しているかというと、カラダの痛みは骨や軟骨などの運動器に問題がなくても出るし、問題があってもまったく症状が出ないこともある……ということなのです。

私の患者さんにも、股関節にかなりの変形があるにもかかわらず、「痛くないです。

動きにくいけど」とおっしゃる方がいらっしゃいます。この方は整形外科で別の理由でレントゲンを撮影した際、「痛いでしょう？　これだけ変形していたら」と医師に言われて、「痛くないです」「いや、痛いでしょう！」と押し問答になり、喧嘩して帰ってきたというのです。「私が痛くないって言っているのに、あの先生失礼しちゃうわ！」と、かなりご立腹だったのを覚えています。

こういった不思議なことが起こるのは、ココロとカラダが密接にかかわりがあるから。痛いはずなのに、窮地に陥って無我夢中だった場合、全く痛みを感じないということがあるのはご存じですか？　それとは反対に、不安感や悲しみ、恐怖や怒りなどの感情で痛みが増幅することをご存じでしょうか？

『ゲゲゲの鬼太郎』などで有名な漫画家、水木しげるさんは、戦時中に片腕を爆弾で吹き飛ばされていますが、その時は圧力か、熱さを感じただけで、全く痛みを感じなかったとおっしゃっています。スポーツの試合などで夢中になっていて、骨にヒビが入っていることに気づかずに走り続け、試合後に痛みに気づく……なんて経験がある方もいらっしゃるかもしれません。戦闘状態のような、極度に集中して脳が興奮した状態にあると、強い痛みでも全く感じなくなってしまうのです。

反対に、不安感や悲しみ、恐怖や怒りなどの感情がある場合、ほんの少しの痛みでも強烈に感じることがあります。歯科医院に行くのがとても怖い方、いらっしゃいますよね。私もそうで、怖くて怖くて、ほんの少し歯を触られただけで飛び上がってしまったことがありました。歯医者さんが「まだ何もしてないですよ！」と笑いをこらえていたのを覚えています。その後も、頻繁に「大丈夫ですか？ 本当に苦手なんですね」と声をかけてくださいましたが、カラダが緊張しているのがはたから見てよくわかるのでしょうね。

不安感や悲しみ、恐怖や怒りはカラダの不必要な緊張を引き起こし、結果的に痛みの感覚が増強されます。この状態が長く続くと、自律神経、特に交感神経の興奮が持続することになってしまいます。そして、「体が痛い」「だるくてつらい」などの身体感覚を引き起こし、ココロの状態も悪化していくという、よくないスパイラルに入り込むのです。

これを断ち切るにはどうしたらいいのか。答えは簡単、カラダの緊張を減らしてやることです。

ココロの調子でカラダが緊張したら、緊張したカラダを緩めればココロの調子が改善する……という仕組みを、私たちのココロとカラダは持っているのです。

次のページから、どうやってココロとカラダをのびのびさせるかについてお話ししましょう。

21. 体を伸ばす

昼寝している猫や犬が起き上がると、前脚を伸ばして、それから体重を移動させて後ろ脚を伸ばし、とても気持ちよさそうに伸びをしてからおもむろに動き始めます。犬や猫でもやはり、丸まって寝ているとカラダが少し硬直するのでしょうね。活動前のちょっとした準備運動と言えるでしょうか。

不安感や悲しみ、恐怖や怒りなどのストレスで緊張したカラダはとにかく縮んでいます。ですから、まずは全身で「伸び」をすることが第一の方法。ちょっとデスクワークで疲れた時や、朝起きる時などに自然と両手を上げて伸びをしていることがありませんか？　あの動作を意識的に行うのです。

やり方は簡単。誰しも行ったことがあると思います。座っていても立っていても構いません。グーッと手を上に突き上げ、背中を反らして伸ばすだけ。ですが、これをもう少し効率よく行う方法があります。それは、横になって行うことです。

①ベッドや床などに仰向けに横になり、腕をバンザイした状態にします。

②ここから、手の指先から足の先まで、一気に硬直させるつもりで力を入れてぐわーーーっと上下に引っ張るかのようにするのです。とにかく全身カチンカチンになるように！

③この時、息を吐きながら伸ばしていきます。そして、息を吐き切ったらそこで一気に脱力します。これを数回繰り返します。

カラダが硬直している状態というのは、中途半端に力が入っている状態なのです。100%力が入っているわけでもなく、完全に脱力しているわけでもない状態がずっと続いていると、最終的に力が入っているのかすらわからなくなっていきます。この状態が、「コリ」と言われているものの正体です。

これをリセットするには、極限まで力ませて硬直させてから、脱力するのが大変よく効くのです。どっちつかずの状態になっている筋肉を一度しっかり活動させると、「そうか、中途半端だったのか」と筋肉が認識し、チカラを抜くことができるようになるのです。

床に横になれない時は、椅子に座ったままでも構いません、とにかく息を吐きつつ、全身に一気に力を入れながら伸びをしましょう。あまりにも硬直していた場合は、どこかひきつったりすることもありますが、気にしないように。それは運動不足で動くことを忘れてしまった筋肉が、「あ、俺動ける!?」とうれしくなって急激に活動し始めた結果です。

毎日少しずつ伸びをしていくと、ひきつらなくなっていきますからね！

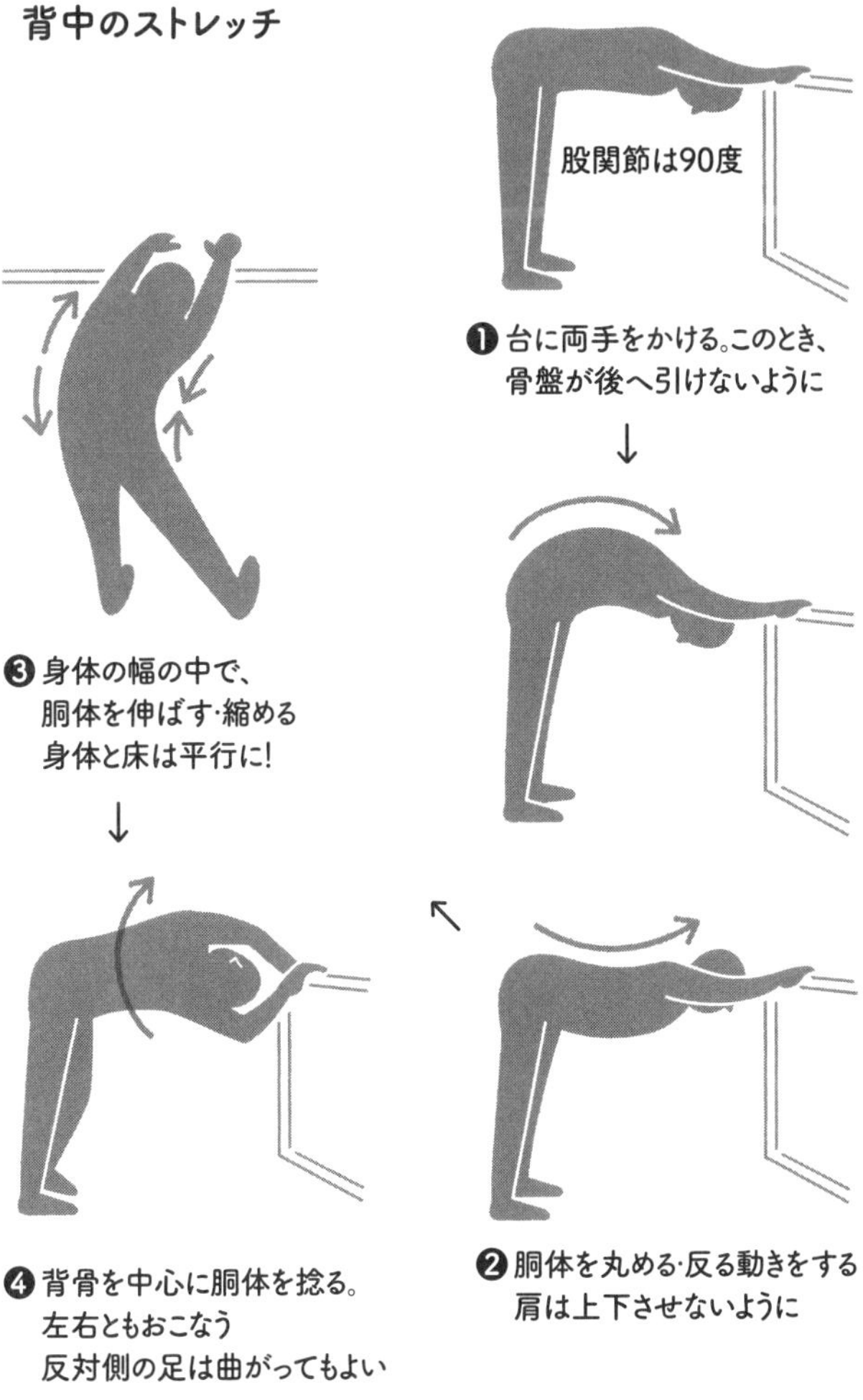
背中のストレッチ
股関節は90度
❶台に両手をかける。このとき、
骨盤が後へ引けないように
❷胴体を丸める·反る動きをする
肩は上下させないように
❸身体の幅の中で、
胴体を伸ばす·縮める
身体と床は平行に!
❹背骨を中心に胴体を捻る。
左右ともおこなう
反対側の足は曲がってもよい

このストレッチがおすすめです。毎日１～２回行うだけで体幹部が整ってラクになっていきます。伊藤式胴体トレーニング（『気分爽快！身体革命』伊藤昇著、飛龍会編集、BAB ジャパン、2005 年刊）より

22. うつむかずに胸を張る

日曜日の夕方に、洗濯物をたたむのが嫌いでした。日が傾いてきたころに、下を向いてちまちまと靴下なんかをたたんでいると、どうにもテンションが下がっていく感じで……、洗濯物をとりこんでもたたまずに放置する方って、これを無意識に避けているんじゃないかと思っています。

家族をもって会話しながら洗濯物をたたむようになってからは、そんな気分になることもなくなったのですが、これっておそらく相手と会話する時にはそちらへ顔を向けたりして、時々うつむき加減から普通の姿勢に戻れるからじゃないかと思っているのです。声を出すために呼吸もしっかりしなきゃならないですしね。

疲れた時や落ち込んでいる時は、自然と背中が丸くなってうつむいた姿勢をとっていることが多いものです。そして、その分、肺も圧迫されて、横隔膜もうまく動かなくなり、呼吸も浅くなります。これでは、気分がウキウキしたり、晴れ晴れしたりするわけもありません。

気分が落ち込みかけたら、うつむかずに胸を張ること。この時にも、注意しなければならないことがあります。「胸を張る」というと、腰を反って肩を引き下げて緊張させてしまう方がたくさんいらっしゃるのです。本当に胸を張る動作に、余分な緊張は必要ありません。

「大きな栗の木の下で」という童謡をご存じですか。あの童謡にはちょっとした振り付けが付いていました。「おおきなくりのーきのしたでー」と歌った時、肩に手をつける動作がありましたね。あの形をとってください。

その状態から、肘を後ろから前に回し、顔も同様に胸に近づけるようにし、一度縮こまってください。そこから、肘を外に開いていくように、先ほどとは逆回転させて元に戻します。同様に顔も斜め上を見るように、首の前側を伸ばすようにしてください。これを数回繰り返すのです。肩甲骨ごと肩が回るのがわかりますか？

こうすると、肋骨の間の筋肉までほぐれてくるので、胸が広がって呼吸が楽になり、デコルテが前に出たような感覚を得ることができます。これが、本当の胸を張った状態なのです。呼吸も楽になったでしょう？　沈んだ気持ちも楽になったような気がしたらしめたものです。せっかくだからそのまま、視線を落とさないように気をつけて、斜め上を見るくらいのつもりで過ごしましょう。

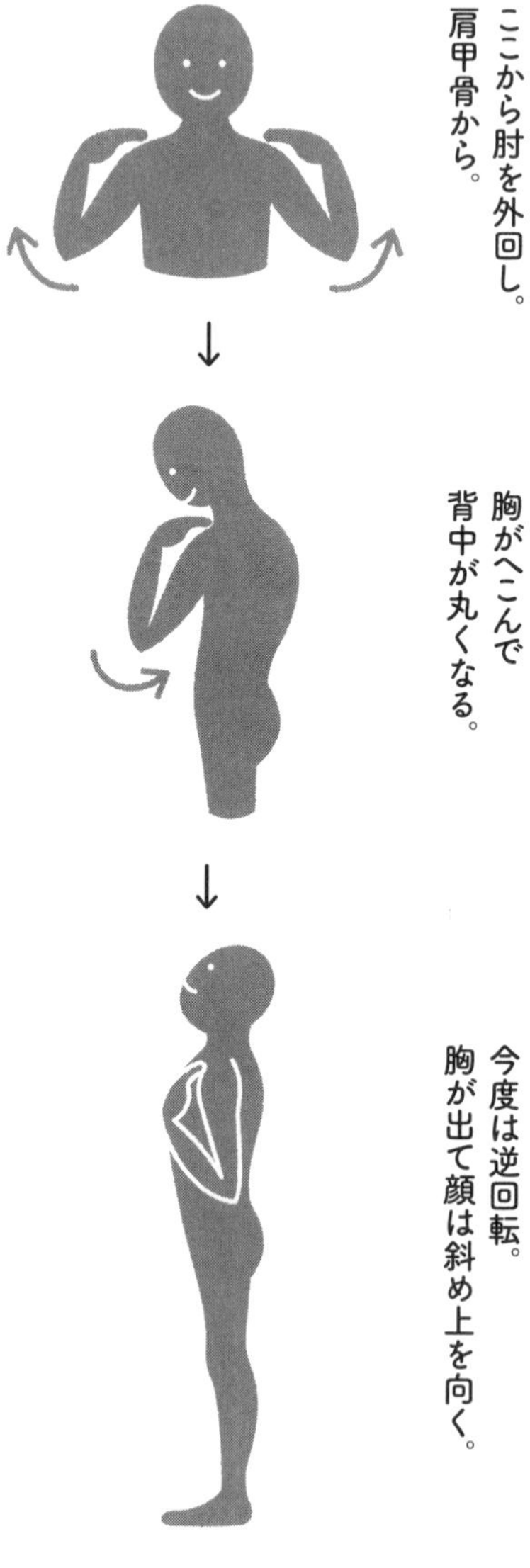

ここから肘を外回し。
肩甲骨から。
↓
胸がへこんで
背中が丸くなる。
↓
今度は逆回転。
胸が出て顔は斜め上を向く。

23. 歩き方を意識する

なんかつらい……と思って歩いている時、ショーウィンドウのガラスに映った自分の姿を見てびっくりしたことはないですか。「トボトボ歩く」という形容がぴったりで、10歳ぐらい年を取って見えたりして、そんな自分の姿を見て余計に落ち込んだりして。もしくは、イライラしながらガンガン！　と道路にめり込むんじゃないかというくらい靴を叩きつけながら歩いている時。そんな時にショーウィンドウに映る自分の姿はなんだか肩が上がって前のめりで、膝の裏なんか、ものすごく硬直した状態で歩いていたりします。

そんな時は、ちょっと立ち止まって、21項で覚えた「一度力んで伸びをしてから脱力する」ことを数回、立ったまま行ってみましょう。それである程度、肩や腰から無駄な力が抜けて、胸が軽く張れるようになったら。さて、どうすればこのまま、トボトボしたり、ガンガンしたりしないで歩き始めることができるでしょうか？

歩くためには、そんなに足の力はいらないのです。視線をわずかに斜め上に向け、張った胸を前に軽く押し出すようにして重心を前に移します。

そうすると、「おっとっと」とばかりに、足が一歩出ると思います。うまく胸が押し出せない場合はほんの少し顎を前に出すような感じにすると、重心が前に移ります。これに合わせて足を一歩、二歩とつないでいけば、あら簡単、ふわっと歩き始めることができるのです。

トボトボ歩いている時も、ガンガン歩いている時も、人はひざから下ばかりを使っていて、下肢全体を使うようにして歩けていません。これを胸や頭が先に行くようにして歩くと、胸から下が全部足のように感じるほど、足を長ーく使うことができます。そうすると、本当に「颯爽と」という形容詞がぴったりな姿になるのです。

何となくふさいでいたりイライラしたりして、自分の内側ばかりに気持ちが向かってしまい、下を向いて歩いていたのが、意識的に目線を上に向けることで、意識が外

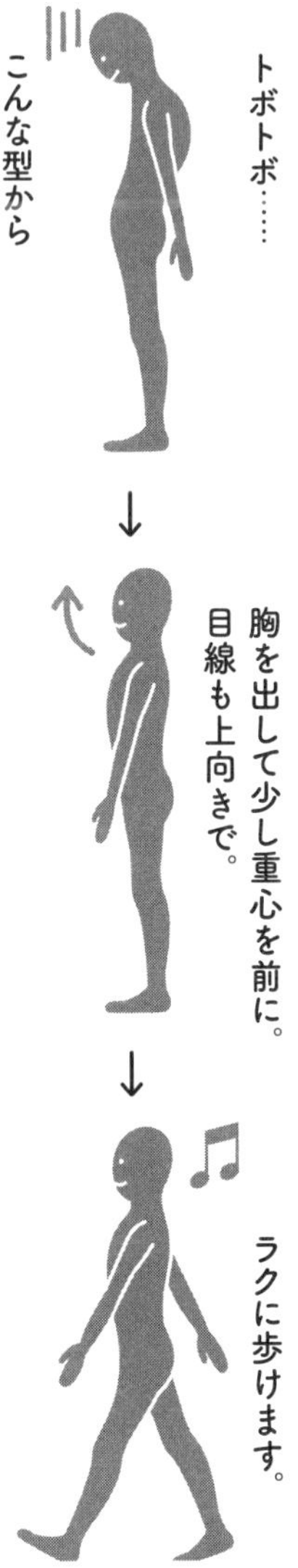
トボトボ……
こんな型から
胸を出して少し重心を前に。
目線も上向きで。
ラクに歩けます。

向きに切り替わり、本当に何とかなるような気がしてくるのですよ。この、「目線を上に向ける」というのは、意外なくらいココロとカラダの緊張をほぐすのに役立つのです。

私は毎日の夕方、保育園に通っている長女のお迎えのため、自転車を必死の形相でこいでいます。お迎えに行って、買い物をして、晩ごはんを作って、風呂に入れて、ああそうだあの原稿がまだ終わっていない……なんて考えながらの、とぶように過ぎていく時間の中、交差点の赤信号で停車した時に、ふと上を眺めて「ああ、いい空だなあ」と思った瞬間に、肩の力がふっと抜けることが多々あります。

忙しい時ほど「上見て前へ！」と自分に号令をかけて、斜め上を見ながら前進してくださいね。

24.

緊張をやわらげる、カラダのほぐし方

治療室に通ってこられる患者さんの中には、うつ病の症状を訴えていたり、実際にうつ病であるという診断を受けている方もいらっしゃいます。こういった方々の特徴として、首や肩、肩甲骨の間あたりが強烈に凝っていることが挙げられるのです。実際、心療内科や精神科の臨床でも、抑うつ傾向やうつ病の方が「カラダの痛み、コリ」を訴えることがとても多いそうです。

けれども、首・肩のコリがうつ病を引き起こすという考え方にはちょっと待って！と言いたいです。皆さん、人生の中で一番緊張した時って、覚えていらっしゃいますでしょうか。そんな時、首や肩に力が入って全く抜けず、動きはぎくしゃくして、表情筋は凝り固まり、声はうわずって……という状態になりませんでしたか？

抑うつ傾向の方は、様々な刺激に対して過敏に反応しているので、いつでも強烈な緊張状態に置かれているのと同じようなカラダの反応を起こしてしまっているのです。それゆえ、首や肩が凝ったり、全身が硬くなって痛くなったりするのは当たり前のことです。

こういった緊張状態の場合、横隔膜より上の部位に緊張が走ることが多いものです。具体的には、横隔膜、呼吸筋、肩甲骨の間、首、肩、顔のあたりです。人間のココロとカラダはかたわれ同士なので、片方が緊張すると、もう片方も緊張してしまいます。ということは、片方がリラックスすると、もう片方もリラックスするということでもあるのです。

ではどうしたらいいかというと……ココロをもみほぐしたり、温灸をしたりはできませんから、筋肉が緩むように仕向けてやればよいのです。どうにもココロが縮こまってつらいという方、カラダを緩めてあげてください。

まずは、「うつむかずに胸を張る」のページにある動作を行ってみましょう。この方法は、横隔膜から上の無駄な力を抜くのに役に立つのですが、ココロの緊張が走った時も同じような部位が凝ってしまうので応用可能なのです。

もう一つは、ペットボトル温灸を利用する方法です。カラダに緊張が走っている場合、次ページの図のような部位を押すと痛いところが発生します。

押して痛いということは、筋肉が緊張して血流が悪くなっているということ。そこで、ペットボトル温灸で温めれば血流が回復し、筋肉が緩んでくるというわけです。

「ペットボトル温灸をするのも、カラダを動かすのもつらいの！」という方は、お風呂に浸かって温めるだけでもカラダは緩みます。この際、自分の気に入った香りの入浴剤を利用するのが効果的です。良い香りはカラダを緩める力があります。

よろよろしながらでもお風呂を入れて、しゃがみこみそうになりつつも入浴剤を入れ、ドボンと浸かってやれば、ゆであがる頃にはカラダが緩んできているはず。それから、温灸やエクササイズを行えば完璧です。

「どうにもならない時は風呂！」と覚えておいてくださいね。

カラダに緊張が走っている時に刺激するとよいツボ

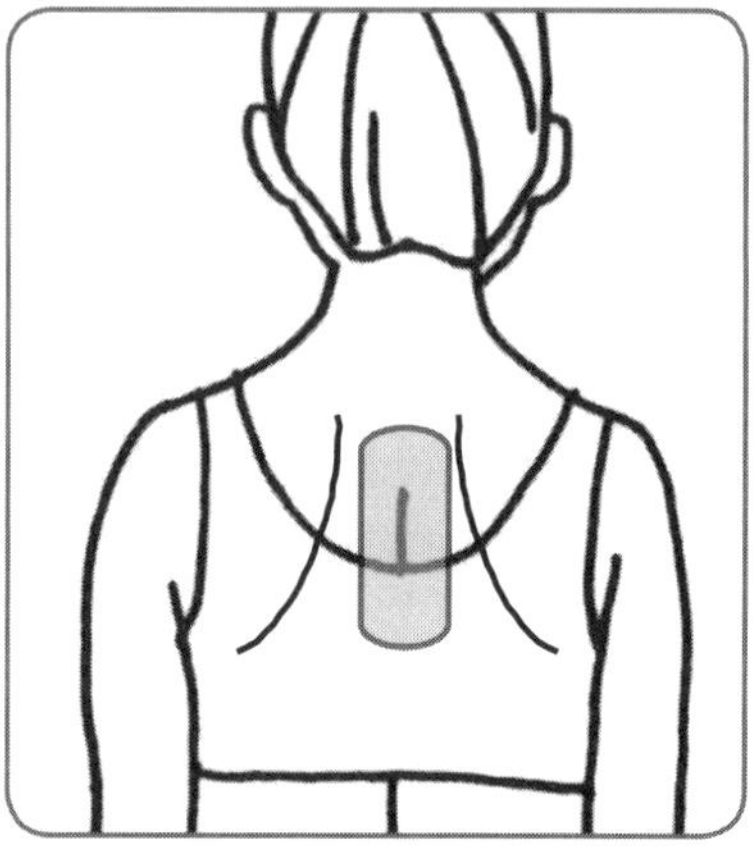

肩甲骨《けんこうこつ》の間

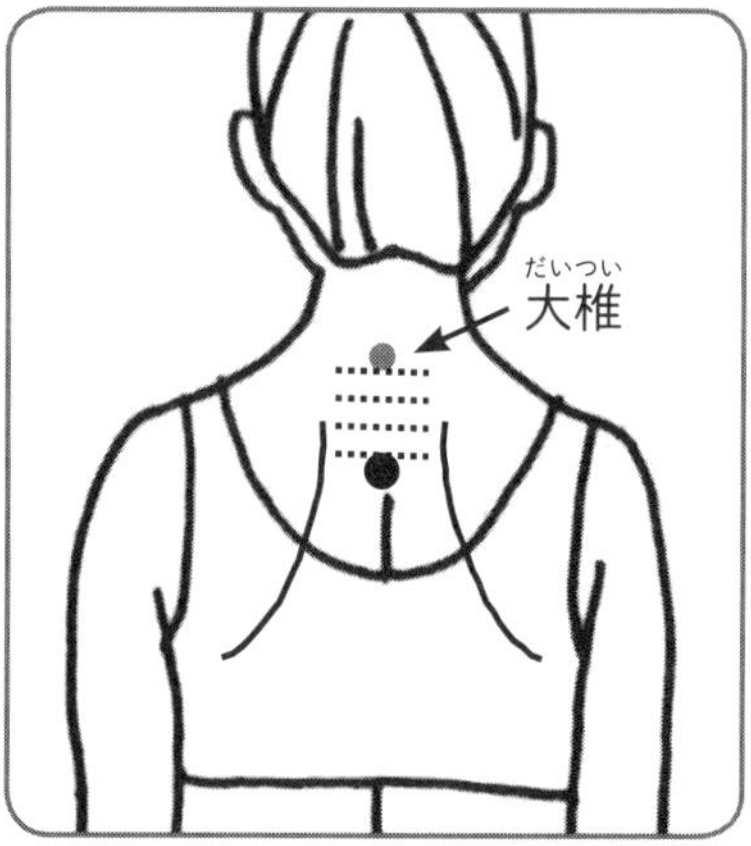

身《しん》 柱《ちゅう》

大椎（首を前に倒した時、最も出っ張る部分の直下）から椎骨３つ分下

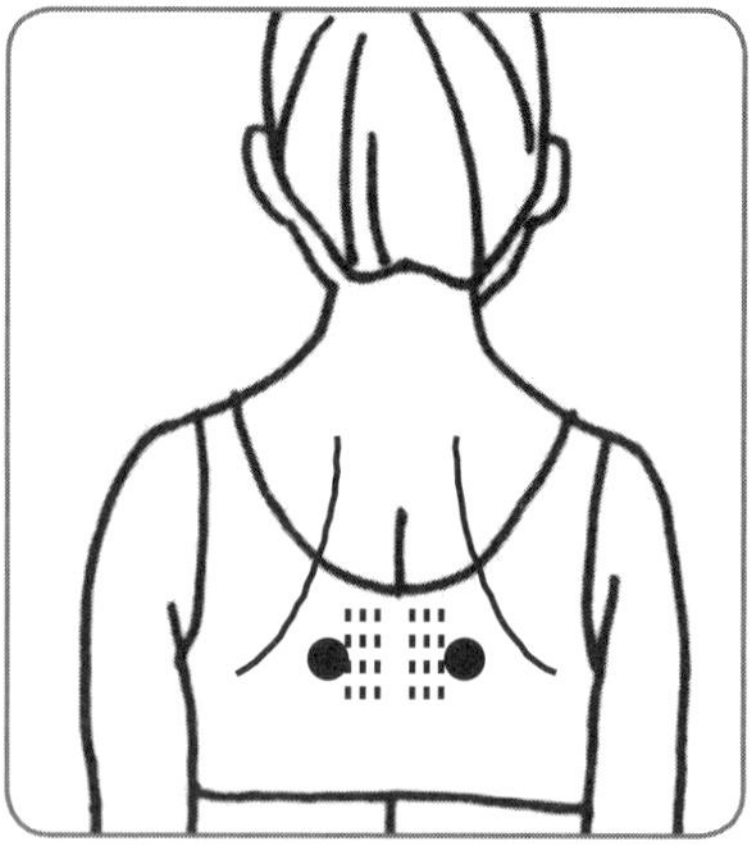

膈《かく》兪《ゆ》

肩甲骨の下端を結ぶライン上、背骨の左右指２本分外側

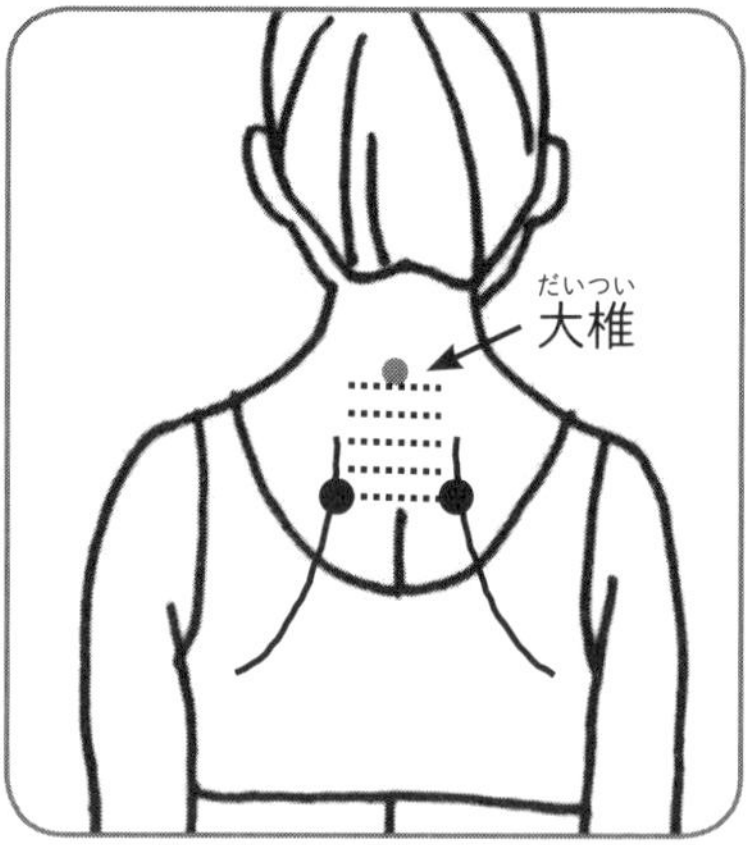

膏肓《こうこう》

大椎から椎骨４つ分下、肩甲骨の内側のキワ

25. カラダをほぐす呼吸の方法

日本語では、緊張する場面を「息を詰める」とか「息をひそめる」「息を殺す」「息を凝らす」などと、呼吸を止めることを意味する慣用表現で表したりします。実際、カラダが緊張している時、呼吸は浅くなり、早くなる傾向があります。

ほんの10秒くらい、わざと呼吸を浅くはやめてみて、どんな気分になるか、ちょっと実験してみましょう。なんだか心臓までドキドキしてきて、妙な焦燥感に駆られるような感じがしませんか。

別に緊張するような理由がなくとも、緊張している時のような呼吸をすると、ココロの状態まで変わってしまう。これが呼吸の効果でもあるのです。先ほどは、緊張している時の呼吸を真似したのですが、では、カラダをほぐすにはどうしたらいいのか。

……答えは、深くてゆっくりした呼吸を行うこと。

しかし、一般的に言われている「深くてゆっくりした呼吸」を行ってみて、逆にカラダが妙に緊張してしまったという方、少なくありません。どんな呼吸をしたのかを聞いてみると、ほぼ全員が「腹式呼吸です」と答えます。そして、実際にその呼吸を行っていただくと、とにかく腹部を膨らませたり凹ませたりして呼吸を行うことを腹式呼吸であると教わっている方がとても多いのです。

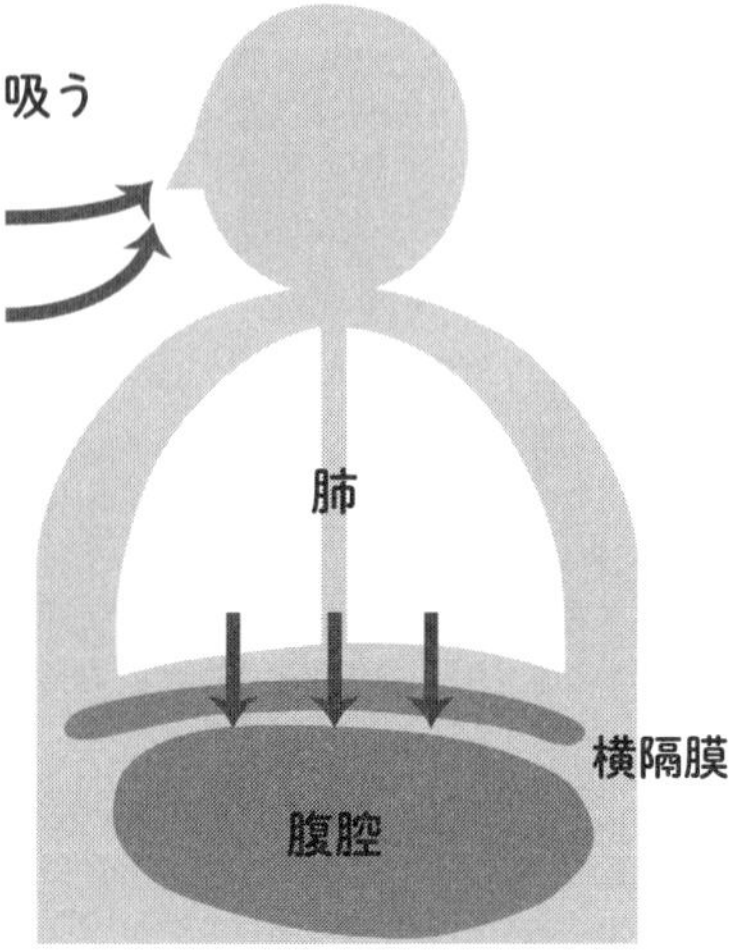

上の図は、肺と、横隔膜、その下の腹腔を示したものです。呼吸して空気が入るのは肺の中であり、主に呼吸を司る筋肉は、肋骨の間についている肋間筋と横隔膜。なので、腹部を極端に膨らませたり凹ませたりを意識して行うことは、呼吸を深くすることとは特に関係がないの

です。呼吸をしても腹腔には空気は入りませんし、もしも入ったとしたらそれはとてもシリアスな状況で……多分生きていられません。

深くてゆっくりした呼吸を行うには、主に肋間筋が柔軟な状態で、肋骨が形作る胸郭がしなやかさを保っており、横隔膜が自然に上下動を行える状態を作り出すことが大切です。

呼吸を深くしようとするなら、まず最初に行うべきことは、息を全て吐き切る動作です。口をすぼめてふーーーーーーーっと、腹筋で圧がかかるようにして息を吐き出します。そして、もう吐き出せないと思った時にもう一息吐き切るように努力します。そう、肺活量測定の時みたいな感じですね。

吐き切れたら、一気に腹筋その他の力を抜いてやると、自動的に肺の中にしっかりと空気が入ります。これが、一番深い呼吸で、最大限に換気できた状態です。数回繰り返して一番深い呼吸の感覚が掴めたら、力まないで吐き出せるところまでに留めてよろしいです。先ほど絞り出すように全て吐ききった時は、カラダに緊張が走っても息を吐き出しましたが、そこまで吐き出さずに留める。それから先ほどと同じように肋骨や腹筋の力を抜いて一気に肺に空気を送り込みます。これも数回繰り返します。

その後、息を吐く時に口から細い糸をふーーーーっと吐き出すように長く息を吐き、吸い込む時はこれまでと同じように力を抜いて一気に空気を取り込むようにします。

カラダに余計な緊張が走らないように気をつけて息を吐いてください。これが、本来の意味での腹式呼吸なのです。吐く時には少し力が入りますが、吸う時には力はいりません。ですから、吸う時に下腹部がポコンと前に出たりはしないのです。間違った腹式呼吸では、カラダに余計な力みができてしまい、リラックスできません。

呼吸でカラダをほぐすには、とにかく吐き切ることが大切です。吸うよりも吐く！　ここを意識して、深くてゆっくりした呼吸を手に入れてください。

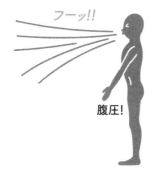

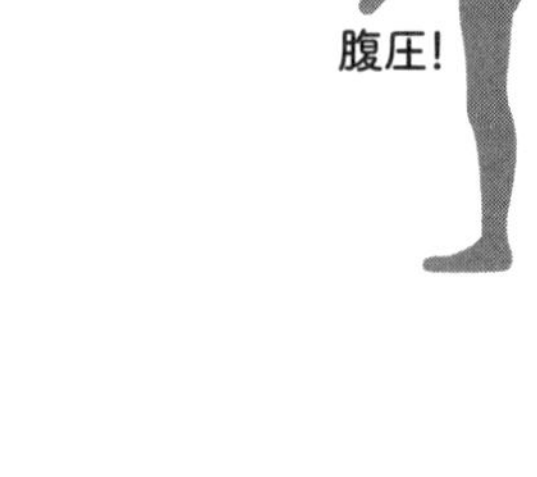

26. 動きのスタートとゴールのコツ

「どうにもだるくて動く気になれないのですが、どうしたらよいでしょうか？」という相談を受けることがよくあります。こういう時、私の答えは必ず「動き始めると動けるようになりますよ」なのです。すると、ほとんど全員が「そういう気になれなくて」とお答えになります。さらに私は「なんでもいいから手を動かすか、足を動かしてみましょう。勝手に動けるようになりますから」と申し上げることになっています。

動く気にならない場合、自分がその気になるまで待っていると全く動けなくなるものなのです。理由は、人間のココロとカラダの仕組みにあります。カラダの動きを先行させると、脳の中のスイッチが入り、ドミノ倒し的に体が動き始めるという回路が人間の中には存在しているのです。

やりたいことだけをやって生きていける場合は、やる気が起こるまで待つ必要もなく、勝手に体が動いて行動できるでしょうけれども、現実はそうはいきません。毎日やらなければならないことの中には、まったく気が進まないけれど、やらないとさらに面倒を引き起こす課題も含まれていますね。

こういったものを「やる気が出るまで」待ってから手を付けようとするとどうなるか……夏休みの宿題が間に合わなくなり泣きながら仕上げたり、先延ばしにした仕事に追われたり、ため込んだ掃除をすますのに疲労困憊したり。皆さんも一度や二度は、そんなえらい目にあったことがあるでしょう。

気が進まないことをやるには、何も考えずほんの少しだけでも構わないので、手や足を動かして作業を始めることが大切です。カラダのほんの一部だけでも動かし始めると、ココロもそれに追いついていきます。

また、とても忙しかった日に帰宅して、ドスン！　と椅子に座ってしまうともう動けなくなる……そんな経験を私も重ねたため、帰宅後は椅子に座らずそのままキッチンの調理台へ直行するようにしているのです。動きを止めてしまうと、やりたくないことに再度手をつけるのがとても大変になります。カラダの動作が連続するように気をつけて、イヤな仕事を終わらせるようにすると、思っていたよりも短時間で済むようになります。

また、疲労している時は動きを止めるのにも注意が必要です。

とても忙しい年末の繁忙期が終わり、さあお休みだ！……となると、突然風邪をひいて寝込む方がいらっしゃいます。あれは、強烈に忙しいところから一気にブレーキをかけてしまったために、一度に疲労が噴出した結果なのです。乗り物の運転では、急ブレーキは事故・怪我の元などと言いますが、人間のココロとカラダでも同じことが言えるようです。

極端に忙しく過ごしたあとは、休みに入るにもソフトランディングが必要。私の場合、年末年始の休暇に入る際は、仕事を納めて休みに入った日の夜から掃除などの家事をはじめて、休暇一日目の午前はそのまま体を動かし続けます。それからゆっくりとスローダウンし、完全な休暇態勢に入るのです。

いつもいつも長期休暇に入ると体調を崩してしまうという方、休暇に入った直後の過ごし方を工夫してみてくださいね。

27. ラジオ体操のすすめ

誰もが聞いたことのある、あのピアノ演奏。何かの拍子に耳に飛び込んでくると、一瞬で思い出す体操……それは、ラジオ体操です。おそらく、日本の小学校で育った方であれば、完全な形ではなくとも、なんとなくできるのではないでしょうか。

ある日、ふとテレビをつけると、「テレビ体操」が映っていました。テレビ体操では、ラジオ体操よりも軽い体操と、ラジオ体操第一ないしは第二が1セットとして放映されています。何となく懐かしくなって、テレビに合わせて体操を行ってみました。

ところが、「嘘でしょう?」と思うほど、自分のカラダが動かなかったのです。これが私のカラダか……と愕然とした覚えがあります。

やってみるとまず、腕を振り上げてみても左右で同じように回らない。ジャンプするとリズムとズレる。腰を勢いよくひねろうとしようものなら「これどこか肉離れするんじゃないの？」と思うような硬さ。いくら子育て中でまともな運動ができないからって、数年でここまで硬くなるものなのかと。

その日から、できる限り朝のテレビ体操を見ながら体を動かすことを続けたのです。1ヶ月もすると、以前と同じように関節が動くようになりました。それ以来、時々さぼることはあるにせよ、ラジオ体操の第一と第二を一回ずつワンセットとして行うことを続けています。

臨床で指導していると、運動をすることに対してハードルが高いと思っている方が多いなぁと実感します。ジムへ行ったり、ヨガを習ったり、ランニングをしないとならないと思っている方が大勢いらっしゃる。

ですが、カラダを動かすことが得意ではない方ならなおさら、カンタンで、今から新しく覚える必要がないラジオ体操は、運動強度としてもちょうどいいくらいのものなのです。子供の頃には「これが一体なんの運動になるんだろう？」と疑問に思ったほどでしたけれどもね。

日常生活の動作というのは、それぞれの人が毎日決まった動きしかしておらず、思っている以上にカラダの一部分しか使っていません。使わない筋肉はだんだん固まって細くなってしまい、関節の動きも悪くなっていきます。それらを効率よくほぐしてくれるのがラジオ体操であるといえます。

そうそう、患者さんにお話しするとびっくりされることがあるのですが、**運動はマッサージよりも簡単に筋肉をほぐしてくれます。**「運動すると硬くなるんじゃないの？」と思っていらっしゃる方、それは激しい運動のあとの話。

ラジオ体操のような軽い運動を、もともと凝り固まっている筋肉で行った場合、ラジオ体操の動きの一つ一つによって筋肉が適度に収縮と弛緩を繰り返し、滞った血流を改善して、新しい血液を筋肉の中に送り込むことができるのです。

私の体感としては、たった10分にも満たないラジオ体操で、おそらく30分以上のマッサージを受けたのと同じような筋肉のほぐれを感じることができます。

体操を行う際に一番大切なのは、正しいフォームで行うことです。放映されているテレビ体操や、ラジオ体操のホームページにある動画を観ながら行うとよいでしょう。

子供のころ「これは何の役に立つのだろう？」と思いつつ覚えた体操、ぜひカラダほぐしに役立ててみましょう。

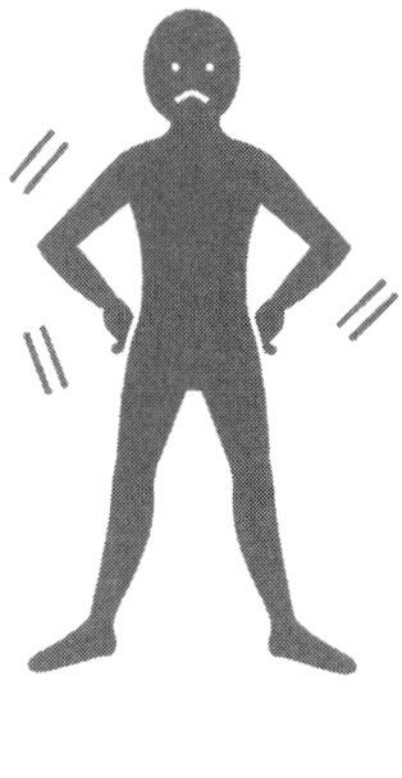

28. チカラ加減

ところで、今読んでいるこの本、握りしめてませんか。何事にもちょうどいいチカラ加減というものがありまして。この本を読むのにちょうどいいチカラ加減というのは、本が落ちない程度の握りぐあいの手のチカラであり、肩が上がりすぎず、首が前に出すぎたりしない首肩回りのチカラということなのですが、今、あなたの手や肩や首は、どうなっていますか?

これを確かめるには、まずはそのままの姿勢で手のチカラを徐々に抜いていってみてください。ある一点を超えると本が手から落ちるでしょう? その直前くらいが、最低限必要なチカラであり、一番無駄のないチカラ加減です。同様に、首や肩のチカラも抜いてみると、ちょうどよいチカラ加減が見つかることでしょう。

思っている以上に、人間は日常生活の動作に無駄なチカラを込めています。気づかないうちに皆さんは、地球をキックして向こうへ追いやるかのような立ち方をし、コップを握りつぶすかのような握力で握りしめ、前へ進もうとしているのに上に向かってジャンプするかのような歩き方で地面を蹴り、金属でも切るのかというほどのチカラで包丁を菜っ葉に当て、親の仇でも殴るかのような勢いでフライパンを振っているのです。

なにかにつけて疲れやすい方は、日常生活の動作がいちいちチカラ強く、パワフルです。本当はもっとダラダラゆるゆるしていても大丈夫なのです。だって、地面に立つためには地球を蹴り飛ばす必要はありませんし、コップは落とさない程度で持てばいいし、前に進むなら地面を必死で蹴らなくてよいですし、菜っ葉はさっくり切れますし、近頃のフライパンはそんなに重くないのです。

生きているということは、日々様々な動作を行うということです。歩いたり立ったり座ったり、どの程度が最低限のチカラなのかを探ってみてください。崩れ落ちずに立っていられるチカラ、コップを落とさずに持つチカラ、たった一歩だけ歩いて前に進むのに必要なチカラ、包丁で野菜を切るのに必要な圧力や歯をひくチカラ、フライパンを返すのに必要なチカラ……などなど、この動作を行うにあたって必要な、最低限のチカラがどの程度のものなのかを検証してみることで、余計なエネルギーを節約することができ、疲労感が格段に減ってきます。

最低限のチカラ加減を探り終えたら、今度は時々、自分の動きが今どのくらいのチカラ加減で行われているかをチェックしてみてください。たいていの場合、ストレスレベルが高かったり、疲労が蓄積してきたりすると、余計なチカラをあっちこっちに込めて必死で力んでいる状態に陥りやすいのです。

今、この本を引きちぎらんばかりのチカラで握りしめていることに気づいたら、いったん本から目を離し、深呼吸をして最小限のチカラになるよう調整してあげてくださいね。

Chapter 4

カラダも
ココロも
お疲れのあなたへ

29. 慢性疲労にご用心

毎日だるくてツライ、ココロもどんより、仕事も勉強もはかどらないし、ミスを連発して今日も上司に怒られた……なんて方。疲れがたまっていますね。忙しくて睡眠時間がとれずにいるのでは。

たかが睡眠不足と侮ってはいけません。ほんの少しの睡眠不足が積み重なり、大幅な認知機能の低下が起こっているのかもしれないのです。

できるだけ早く睡眠を確保できるように日々の生活を見直すことが大切です。皆さんが思っている以上に睡眠不足はココロとカラダに影響を与えています。

なんとなく寝足りない、あと30分、いやあと15分寝たい。そんな気持ちで朝を迎える方は少なくないと思われます。こういうの、だんだんと積み重なっていくんですよね。面白い実験結果が紹介されています（Webナショジオ、三島和夫『睡眠の都市伝説を斬る』第9回　眠気に打ち克つ力 その3より[1]）。

21〜38歳の被験者48名を4グループに分け、3グループにはそれぞれ14日間にわたって4時間、6時間、8時間睡眠で過ごしてもらい、不運な残る1グループには3日連続の徹夜（！）に耐えてもらった。

という実験で、それぞれのグループの眠気や認知機能（刺激への反応能力）の変化を計測すると、

8時間睡眠のグループはさすがに2週間の試験期間中を通じて眠気が強まることはなかった。しかし、4時間睡眠と6時間睡眠のグループは試験開始直後から眠気が強まり、4時間睡眠では1週間を超えると1晩の徹夜と同じレベルの

1　http://natgeo.nikkeibp.co.jp/nng/article/20141015/420113/?P=2

眠気を感じるようになる。
（中略）6時間睡眠ですら10日を超えると徹夜明けと同じレベルにまで認知機能が低下する。

なんと、4時間睡眠では1週間、6時間睡眠の場合も10日間続くと、徹夜明けと同じレベルの認知機能になってしまうそうなのです。

面白いことに、東洋医学でも同じような症状になるとされています。常に睡眠が足りない状態で生活していくと、体内の「陰」の部分が足りなくなっていき、陰虚という状態に陥ると考えられているのです。

陰虚になるとのぼせたり、ぼーっとしたり、めまいがしたり、目がかすんだり……という症状に悩まされるようになります。これがもっと進むと、物を考える機能が低下したり、物忘れがひどくなることもあります。

第2章の「睡眠のリズムを整える工夫」にも書きましたが、必要な睡眠時間は人それぞれに違います。短時間の睡眠で十分な人もいますが、多くの人は睡眠時間が6時間ぐらいになると「ちょっと寝足りないなあ」と思うのではないでしょうか。

成人では一般的に7時間程度の睡眠時間を必要とする人が大多数を占めているそうです。すると、毎日6時間睡眠で過ごしている場合は、あと1時間寝る時間を早めるか、寝坊しなければならないわけです。

起きる時間を1時間後ろ倒しにすることが可能な人は、ほぼいないでしょう。ということは、選択肢は一つ。ベッドに入る時間を前倒しにするしかないのです。

一体何時に眠るべきなのかをしっかり認識しましょう。まず、朝起きる時間を確定します。この時、ギリギリの時間で確定するのではなく、朝食をとったりする余裕がある時間と、遅刻ギリギリになる時間の二つを想定して、確定しましょう。

余裕がある起床時間（　時　分）　ギリギリ起床時間（　時　分）

そこから逆算すると、自分が必要としている睡眠時間をとるなら、何時に布団に入らなければならないか決まってきます。

この時の「必要な睡眠時間」というのは、朝起きる時に「あともう少し寝ていたい……」と思わずに起きられる睡眠時間のことです。「ショートスリーパーに憧れるから私は5時間！」など、自分の希望で睡眠時間を決めるのではなく、あくまでカラダの欲求に従って決めてください。

余裕がある就寝時刻（　時　分）ギリギリ就寝時刻（　時　分）

さて、いつも自分がベッドに入っている時刻より、どのくらい就寝時刻を前倒ししなければならないかがはっきりしましたか？　では、今晩から早寝にしましょう……とは言いません。その代わり、明日の朝、「余裕のある起床時刻」を厳守して起きてください。「えーーー！　眠いじゃんそんなの！」と思われるでしょう。はい、確実に眠いです。ですが、こうしてやることで、その日の夜は早く眠くなるため、理想的な時間にベッドへ入ろうと思えるようになるのです。

就寝時刻のズレを修正するにはしばらくこのような「早起き・早寝」を続ける必要

があります。カラダの中の細胞一つ一つに体内時計（時計遺伝子）が入っており、これらが全て同調してくるまでそれなりの期間が必要なのです。

睡眠サイクルが確定するまでは夜更かしは厳禁。就寝時刻を1時間程度前倒しし、確定させるまでには、およそ3週間程度かかります。この間、時差ボケのような感覚が続くことがあるため、一気に1時間前倒しにせず、最初の7日は30分、その後の7日で30分前倒しにして、3週間目で定着させるように仕向けるほうがラクに過ごせるかもしれません。

適切な睡眠量の生活を手に入れることで、ココロとカラダのバランスがとりやすくなりますし、仕事や勉強の効率も上がります。「1時間も早く寝たら仕事や勉強が間に合わない」という方。とにかく試しに睡眠の量を増やしてみてください。今まで作業にかかっていた時間が確実に短縮されて、1時間長く寝ても、きちんと間に合うようになりますよ！

ここからは、体を休めるための時間のつくり方についてご説明していきましょう。

30. 時間を作り出すコツ

時間が足りない、時間が欲しい……という叫び声があっちこっちから聞こえてきますが、毎日の時間は誰でも平等に24時間しかありません。これ以上欲しいと言ってもどこからも出て来ませんし、誰かの余った時間を借りてくることも不可能ですので、なんとかやりくりして時間を作り出すしかありません。

子育てをするようになってから、子供がいると「まとまった時間を確保すること」がほぼ無理であることを知りました。最初のうちは途方にくれたのですが、現在は時間を作り出すコツをつかんだため、子供がいなかった時よりも多くの仕事をこなすことが可能となりました。

まず、これをみていただきましょう。

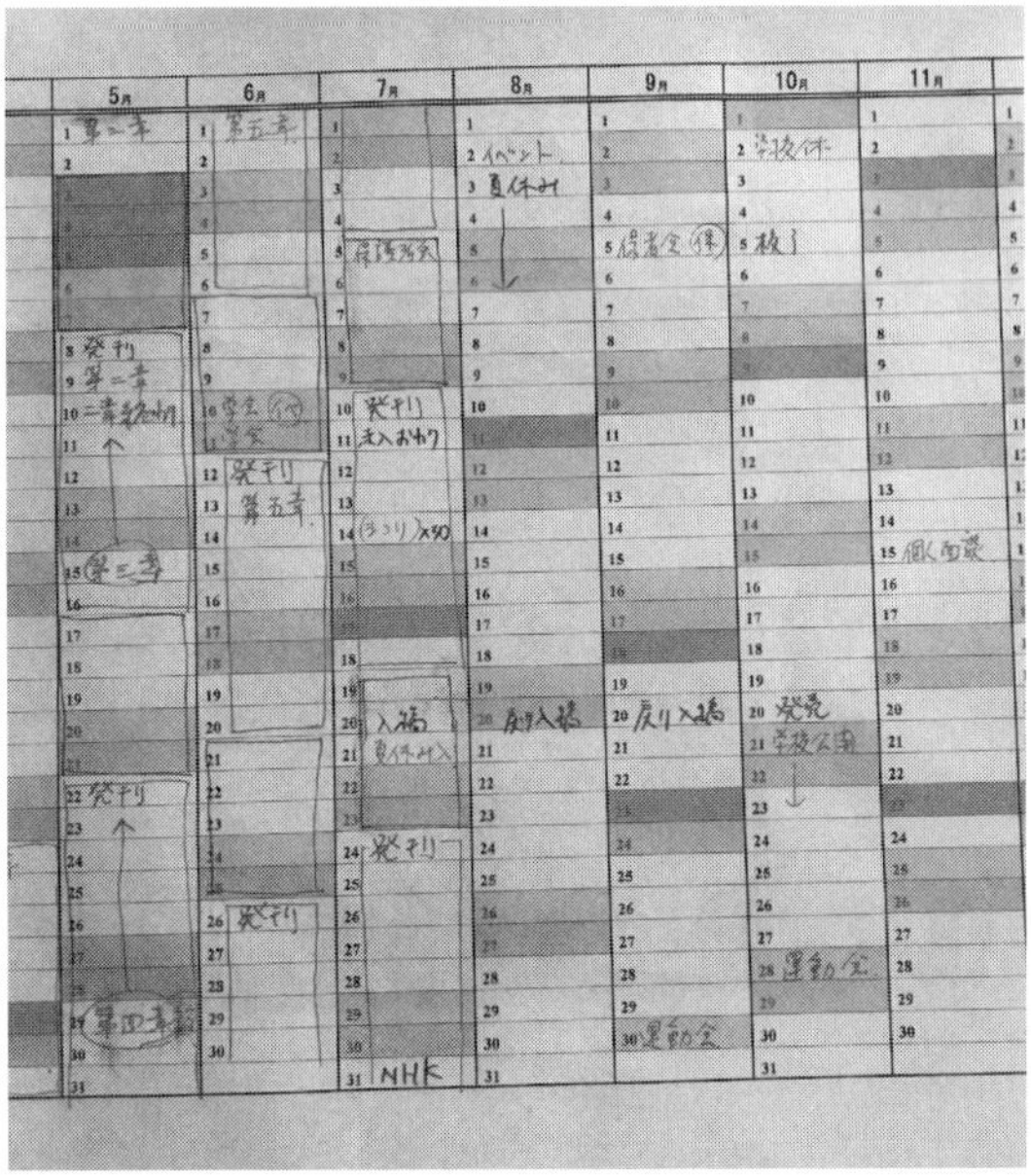

これは、今あなたが読んでいる本を執筆する際に使ったスケジュール表です。私は普段手帳を持たないのですが、A４一枚の年間計画表を使って執筆のスケジュールを管理しています。ここに、子供らの予定も書き込んでしまって、どの辺の時期は執筆に使う時間が少ないかなどの目算を立てています。

忘れやすいスケジュールは家族と共有するためにGoogleカレンダーに共有してあり、リマインダーを設定してあります。

そして、治療室の予約表で患者さんのラインナップをチェックし、症状の軽重を把握してその日の疲労度も事前にだいたい掴んでおきます。私が営んでいるアシル治療室は完全予約制なので、事前にその日に来院される患者さんがわかりますから、私にかかってくる負担も予測できるのです。この方法は予約ベースではない接客業の方では難しいかもしれませんが、繁忙期と閑散期での疲労度の違い程度は把握できるのではないでしょうか。

こうして大きなスケジュールを管理することで、自分が仕事に費やせる時間とココロとカラダの余力がどの程度あるのかがだいぶはっきりしてきます。

その次に、日々の生活の中でやらなければならない細々としたこと……例えば掃除や洗濯なのですが、これらに一体どのくらいの時間がかかるものなのかを計測してみるのです。作業にかかる時間を計ってみると、「めんどくさいな、時間かかるし」と思って後回しにしていたことが、実際には10分もかからずにできるという事実に気づかされたりして驚くのですよ。

私の場合は掃除がそうでした。以前は本当に掃除が苦手で、「掃除は時間がかかるものだ」と思っていたのです。

けれども、ある日のこと。出勤前にあまりに家の床が汚いのが気にかかって、軽く箒をかけて細かいチリをハンディクリーナーで吸い込み、ダスキンモップをかけて、ふと時計を見上げてみたところ、10分かかっていなかったのです！

そりゃそうです、我が家は狭い。お城のような家ならいざ知らず、床掃除なんて雑巾でもかけなければ、たいした時間がかかるわけもありません。

同様に時間を計って流しの掃除や風呂掃除を行ってみたところ、それぞれ5分とかかりませんでした。めんどくさいな……と思う気持ちが、作業にかかる時間をものすごく長時間に感じさせていたようです。

なんだ、家中掃除しても数十分か、と拍子抜けするとともに、一体何を面倒臭がっていたのかがわからなくなりました。

こうして細々とした作業にかかる時間を確定させることで、ちょっとした隙間の時間に家事ができるようになりました。すると、だんだんと30分や1時間の時間が1日の中に確保できるようになっていきました。これがわかった時には、「やった、これで随分いろんなことができる！」と思うようになったものです。

そうして実際に、1時間もあったら相当なことができるようになっていきました。普段自分が行う作業について、15分や30分でどの程度こなすことができるかを把握してあるので、1時間あったらそれらを先に組み合わせて、手順を先に頭の中に組み立てておくようになったからです。そしてますます隙間の時間を潰して作業に当て込むことができるようになり、ゆとりのある時間を作り出せるようになっていったのです。

今ははたから見ているとものすごく忙しそうに見えるようですが、私自身はココロにもカラダにもある程度の余裕がある状態です。皆さんもぜひ試してみてください。

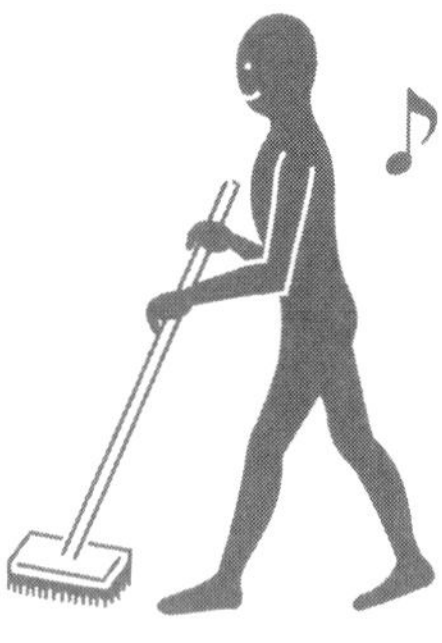

ダスキンモップ好きです。

31. ついつい予定が押してしまう人は

「先生は残業はしないのですか?」「夜は執筆なさっていて遅くなることはないのですか?」と聞かれることがあります。子供が生まれるまではしばしば遅くまで仕事をしていることがありましたが、現在は全くと言っていいほどありません。子供の生活時間を守るために、予定はがっちり守らないとならなくなったためです。

そもそも保育園のお迎えがあるため、突然残業をすることは不可能ですし、遅くまで仕事をしなければならない予定がある日は、子供たちの食事を用意するための手段を講じておかなければならないのです。そういった諸々の手配がめんどくさいので、自然と遅くまで仕事をすることを選ばなくなりました。

最初のうちはなかなか大変でしたが、そのうちコツがつかめてきました。**毎日のス**

ケジュールの中での細かな締め切りを決めて、それを必ず守ることで作業効率が上がるとわかったからです。

例えば、午前中の仕事の締め切りは昼休みに入る時間で、午後の仕事の締め切りは、保育園のお迎えに間に合う退勤時間です。この二つをしっかり守るように仕向けることが、予定を後ろ倒しにしないためにまず必要でした。お昼休みはある程度柔軟性を持たせますが、夕方の退勤時間は絶対の締め切りです。

私の場合は、晴れている日は自転車通勤で片道20分、雨の日はバス通勤で片道35から40分となり、通勤に必要な時間が変わってきます。このため、一番最後の患者さんを送り出す時間の余白を逆算して治療予約を組んであります。たった15分から20分の余裕なのですが、これを計算に入れておかないとお迎え刻限に遅刻します。

予定が押してしまう人は、たいていの場合、日常生活の中にこの余白の設定がなされていないか、少なく見積もりすぎているのです。作業予定を詰め込みすぎてしまうため、どんどん予定が後ろ倒しになり、「どうしてこんなに遅くなったのかしら」と毎日クタクタになってしまう。

これを改善する3ステップは次の通りです。

①自分が思っている以上に1日のうちでできる作業は少ないものだと認識する

いつも行っている仕事の量を見直すことが、第一にしなければならないことです。このステップの目的は、「自分は出来ない人なんだ、能力が低いんだ」と認識させることではありません。あくまでココロとカラダをラクにして、毎日を楽しく過ごすための方法であるとだけ考えてくださいね。

②作業速度は足りているかどうかを確認する

余計なところに余計な手間が挟まっていたり、調べ物などをしている時についネットサーフィンをしたりしていないかなど、作業の速度が落ちていないかどうかを見定めます。

③作業の頭の時間帯……始業時間や昼休み明けに余裕を持たせるのではなく、終わりの時間に余裕を持たせるように工夫してみる

日本の企業の始業時間はお茶やコーヒーを飲んでいたりして、休み時間の延長のようになっていることがあります。この時間を仕事の後ろに持って行くようにしてみてください。

始める時はパシッと始めて、終わりの時間は休憩などの余裕を持たせるつもりで作業を行うのです。こうすることで、仕事終わりのところでわずかにはみ出してしまう作業を時間内に収めることができるようになりますよ。

32. ストレス発散と休養を取り違えない

平日は仕事、土日はレジャーに使う……これ、ごく普通のことだと思っていませんか。私は、無条件で休日をレジャーに費やすことはしないようにしています。ある条件をクリアしていない時は遊びには出かけないのです。

その条件とは、「カラダが疲労しすぎていない」こと。例えば平日に仕事がひどく忙しく、カラダに疲労が蓄積しているのを感じていたら、迷わず家でゆっくりすることを選びます。「だけど、それじゃストレス発散できないでしょう?」とおっしゃる方、そこがあなたの不調の原因である可能性が高いのですよ!

平日はストレスがマックスだから、休日前は遅くまで飲んで友達と騒いで、休みにはお出かけしてストレス解消! という方、いつ休養を取っていますか。「ストレス発散してるんだから、休養でしょ？」と思ってませんか。それはココロの栄養にはなるのかもしれませんが、カラダの休養にはなりません。

どちらかというと、カラダを疲弊させることになります。確かに平日の仕事でココロの疲労はたまっているので、気晴らしやストレス発散は必要なことなのですが、それと同じようにカラダにも休養が必要なのですよ。

私は臨床の関係上、土日の2連休をとることがないため、休日前に飲んで楽しんだら、休日はお出かけせずカラダを休めることに使います。

皆さんのお休みは、土日祝日でしょうか？　そうしたら、金曜日の夜から土曜日は目いっぱいストレス発散にいそしんで、日曜日はしっかりカラダの休養を取るように心がけてあげましょう。もし、金曜夜から土日とすべてをストレス発散に使ってしまったら、月曜日からカラダは疲労困憊。だるいし、ミスも多くなって、周りとの軋轢も増えて、結局ココロが受けるストレスが増える原因になってしまうのです。

休日の使い方以外に、帰宅してからの自由時間の使い方にも注意が必要です。すごく疲れたから、大好きなテレビや映画を観たり、ゲームをしたり、ちょっと飲んだりして遅くまで夜更かしする……なんてことをしていると、次の日のカラダの疲労がマックスに！　ココロの疲労をその日のうちに解消したくても、少なくとも12時には布団に入るよう心掛けて、完全に発散するのは次の休みまでおあずけにしましょう。

　カラダの疲労をとってやることを最優先にすると、意外とココロの疲労も解消してしまったりします。「なんかむかつく！」と思ったら、その日はご飯を食べてお風呂に入り、さっさと寝てしまいましょう。すると、次の日の朝には「……大したことないじゃない？」と思えるものですよ！

33. 全部完璧にこなす！　手に入れる！のは無理とわりきっていい

朝ごはんを食べないという患者さんとお話ししていて、理由を聞いたら、「朝食を調理して皿を洗って調理台と流しをきれいに拭き上げてから出かける時間がない」と言われ、朝の忙しい時にそこまでやるんだ……と感心してしまったことがあります。

私は、朝ごはんを食べて皿を洗ったらおしまいで、流し台の水滴を拭き上げたりすることはありません。他にも、「ガスコンロの五徳を毎日磨く」とか、「お風呂上がりに洗い場をバスタオルで拭く」とか、「洗濯は必ず毎日する」「お惣菜は絶対買わない」などなどは私には絶対無理ですね。

家事だけではなく、お仕事に関してもそうです。「誰からも突っ込まれず、文句を言われないようにいつでも資料など完璧にする」とおっしゃる患者さんがいらっしゃいます。大変そうだなあと思います。

私はというと……ものすごくラフです。これには理由があります。鍼灸学校時代に教わっていたある外科医の先生が「手術中なんかは軽口叩きつつ、好きな音楽なんか流して、ヘラヘラしながらやってるんだけど、ここぞって時に全員がふっと黙って集中してね。そういう場面って手術の中のほんの一瞬なのよ。そうじゃないとミスするの。何時間にもなるような手術を最初から最後まで集中してやるなんて無理なの」とおっしゃったんですね。

他の場面でも同じように教わったことがありました。自動車教習所の教官から、「あらゆるところに気配りをしながら運転するタイプは事故を起こしやすい。全部に気を配ると集中力が途切れて、大事なところでミスをする。大事故をやるのはこういうタイプね」と。

なんというか、このお二人のおっしゃったことに深く納得したのですね。全部完璧にこなそうとすると結局一番大事なところで取り逃がしをするということなのです。

実は、東洋医学の見地から言うと、全てを完璧にやりきらないと済まない体質の方というのが存在しています。それは肝虚証の人です（5章39項もご参照下さい）。ストイックで、凝り性で、なんでも自分でやろうとしますし、一つ一つをかっちり仕上げないと気が済まないのですが、これを突き詰めすぎると気を使いつくしてしまい、ココロとカラダのバランスを崩すことにつながります。ですから、意識的にちょっとブレーキをかけないと危ないのです。

とはいえ、生活の中であらゆることを完璧にこなすことを目指さないというのは、どのようにしたら……。それには、やらなくてもいいことを選別して、集中することを決めるのです。その時々での優先順位をいつも気にしておくことが大切です。

今、自分は、何が目的でどれを一番優先すべきか、やらなくてもいいことはどれかを意識し、優先順位の上位1から3番目くらいまでを行うことにして、それ以下はわきによけておきます。そしてもし、余力があれば4番目以降に手をつけるのです。

こうすることで、大切なこととの取り逃がしは起こらなくなり、「ああ、あれもしなきゃ、これもしなきゃ」と追いたてられることも少なくなります。

なぜかいつでも手一杯になってしまう方、「選別と集中」を実行してみてください。

34. 勇気を出してSOSを出すことも必要

患者さんたちをみていると、たった一言の「助けて！」が言えない方が多いんだな……と思います。一人で頑張って、自分で解決しなければならないと思って、孤軍奮闘しているのです。そして、どうにも口から助けを呼ぶ言葉が出ないようなのです。

上手に人から助けてもらえる人って、意外と遠慮がないです。あっけらかんと「お願いしまーす！」って言えてしまう。おそらく、断られても別の人に頼めばいいと考えているのでしょうね。そして、それはとても正しい考え方だと思います。

私自身、誰かに「助けてほしい」とお願いするのがとても苦手なタイプでした。ですが、ある練習を続けていくことで、少しずつ助けを求めることができるようになっていきました。

《STEP1　身近な人に日常生活のちょっとしたことを頼む》

これは、友人や恋人、配偶者などに本当にごく些細なお願いをすることを練習するのです。私自身はお風呂の掃除を頼むことから始めた記憶があります。今でも覚えていますが、ずいぶんと回りくどい言い方でしか掃除をすることすら頼めなかったのです。「あの、本当にごめんなさい、お風呂の栓を抜いてくれますか？　面倒なこと頼んでごめんなさい」……というような状態でした。このような訓練を毎日少しずつ行っていくのです。本当に大したことがない「そこの雑誌をとって」「◯◯を買ってきて」「洗濯物を取り込んで」などをいちいち言葉に出してお願いするのです。

《STEP2　店員さんと話して要求を通す》

身近な人にごく単純なお願いごとができるようになったら、次はお店に行った時に店員さんと話してちょっとした注文をする練習です。「これの色違いはないですか？」「在庫は出ているだけですか？」「次の入荷の予約はできますか？」などを聞いてみたりします。高度なところでは、サンドウィッチのサブウェイやスターバックスコーヒーでカスタマイズをお願いしたりすることが挙げられます。こうして、ちょっとしたことを質問してそれに付随するお願いごとをするという練習を続けます。意外とこれが苦手なためにネット通販で買い物を済ませている方も多いようなのです。

《STEP3　同僚やママ友などに仕事や育児・家事のやり方を聞いてみる》

次は、「助けてもらう」のではなく、周りの人がどうしているのか、どんな風にいろいろなことを切り抜けているのかを、ちょっとたずねてみましょう。

この「どうやってるんですか?」という質問をすることで、「困っているので、助けてほしい」という言葉を口にしやすくなるのです。確かに誰しも「助けて」と言うのは難しい。ですが、「どうやってるの?」と聞くのは少しハードルが下がります。この方法は、現時点でにっちもさっちもいかないような状況に置かれているのでしたら、今すぐ使えます。

SOSを出すのが苦手で一人でどんづまってしまう方。「とにかく助けて!」と叫ぶ代わりに、「〇〇ってみんな、どうしてるの?」と聞いてみるのです。するとちょっとしたヒントを教えてもらえたり、場合によっては「困ってるの?」と向こうから聞いてくれたりすることもあります。

誰かに質問をするという行為は、自分を一段下にして相手を上に持ち上げる行為でもあります。そのようにされて嫌な気がする人はあまりいません。お願いごとが上手な人というのは、こういった方法を教わることもなく身につけているのですが、SOSを出すのが苦手な人は全く知らずに育ってきてしまっている場合が多いです。「まずは質問、それからお願い」と覚えてください。きっと役に立つはずですよ。

そして、どうにもヒトにお願いごとをするのが怖いというあなた。東洋医学的にみると、おそらく、肝と腎の気が足りなくなってしまっていると考えられます。しばらくの間、下記の経穴

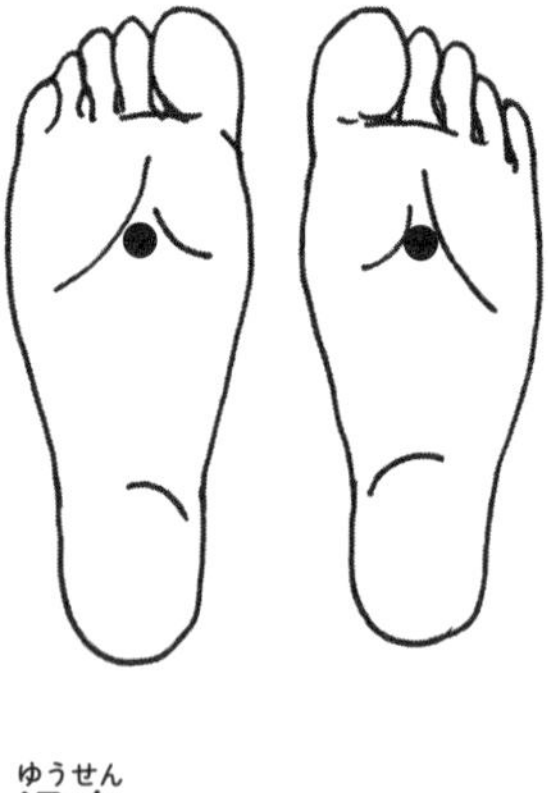

湧泉《ゆうせん》

足裏の「人」型のくぼみの中央

にペットボトル温灸を続けながら、お願いごとをする練習を続けてみてください。

　また、睡眠不足に陥らないように十分注意が必要です。腎の気が増えるに従って肝も元気になり、ヒトに何かをお願いする勇気が出て、断られることなども怖くなくなってきますからね！

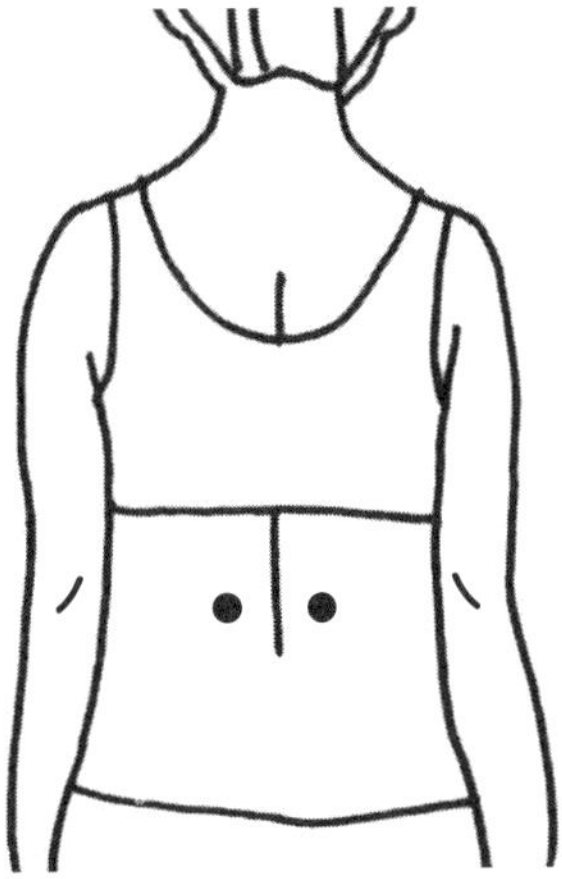

腎兪《じんゆ》

背骨の外側の筋肉のふくらみの上、およびひじの高さ

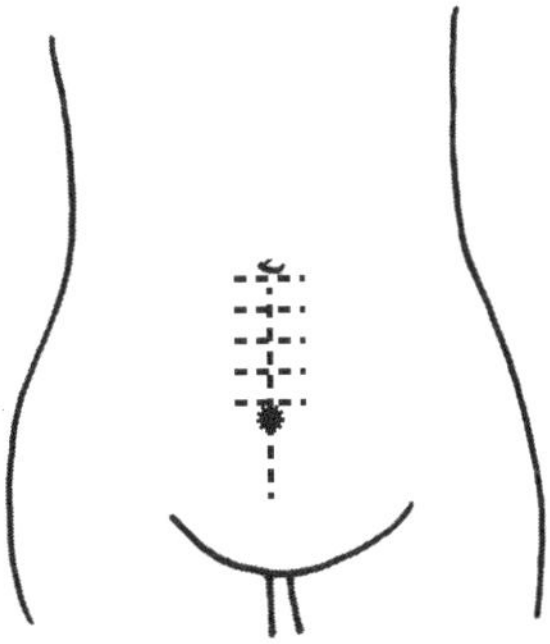

関元《かんげん》

おへそと恥骨結合を結んだ線のライン上で、おへそから指4本下

35. サバイブするには逃げるも必要

『逃げるは恥だが役に立つ』……というのは漫画とそれを原作とするドラマのタイトルでしたが、ハンガリーのことわざからとっているそうですね。「恥ずかしい逃げ方だったとしても、生き抜くことが大切」という意味の Szégyen a futás, de hasznos. の和訳だそうです。このことわざ、要するに、逃げ遅れるな！ ということなんだと思います。

皆さん、結構な確率で逃げ遅れますよね。たぶん、この書籍を手にとっている方はその割合が高いと思われます。ココロとカラダのバランスが取りにくいなと思う方は、責任感が強くて自分の仕事を抱え込んで、ＳＯＳが出せないタイプが多いのです。そして、逃げなければならない場面で、最後の最後までその場に留まってしまい、結果的に一番ひどい目にあう……ということが少なくありません。

34項でSOSを出すための訓練をしましたが、「まずは質問、それからお願い」が効かない場面や場所が存在しています。そこは悪意が支配している場所です。「わからないので教えてください」と言っても、「こんなこともわからないのか！」と罵倒されたり「自分で考えろ！」「甘えるな！」と突き放されたりして、教えてほしいことを教えてくれないような環境は、「自分が悪いのだ、頑張らないと」と考えるタイプ……責任感が強くて自分の仕事を抱え込んで、SOSが出せないタイプの方にとって、命取りになる場所です。

教えてほしい、助けてほしいと言っても通用しない場所に身を置いてしまったなら、できるだけ早い段階でそこから離脱することです。ましてや、殴られるなどの身体的な暴力や、罵倒されるなどの言葉による暴力がある場合はなおさらです。躊躇せず逃げ出すことが大切です。また、思考力が下がってしまうほどの過労を強いる場所からもできるだけ早く離脱しなければなりません。

先延ばしにすればするほど、自分自身の体力や思考力が損なわれ、そこから離脱するチカラがなくなってしまいます。すると、様々な理由をつけてその場に居続けることを選択するようになります。優しいあなたは「今私がここから逃げたらみんなが困る」と思ってしまうかもしれませんが、自分の身を守ることを優先しなければなりません。

あなたが犠牲になってみんなが助かったとしても、みんなのために他ならぬあなたが犠牲にならなければいけない理由はなんですか？　他の「誰か」ではない「あなた」である理由はありますか？　どうしてもあなたでなければならない理由はないでしょう。

さあ、逃げましょう!!

Chapter 5

精神的ダメージとの向き合い方

36. 考え方の癖と体質の関係を知る

人それぞれ、体質があるように、考え方にも癖のようなものがあります。東洋医学的には、五臓のどれが強く生まれついているか、どれが壊れているかによって様々な傾向が出るのです。生まれつきの体質を大まかにいうと、下記のような傾向が現れます。

・肝《かん》：怒りをつかさどる。調子が良い時は几帳面さ、悪い時は怒りの暴発が起こりやすい。ストレスや歩きすぎ・動きすぎなどで不調に陥りやすい。

・心《しん》：喜びをつかさどる。調子が良い時はキャッキャと喜び朗らかに楽しむ姿、悪い時はエキサイティングしすぎて逸脱することが起こりやすい。目の使いすぎや、七情の強い動揺などで不調に陥りやすい。

・脾《ひ》：思うことをつかさどる。調子が良い時は思慮深い姿、悪い時は考え込みすぎて優柔不断になり愚痴が増える。食べすぎや動かなすぎで不調に陥りやすい。

・肺《はい》：憂慮することをつかさどる。調子が良い時はひょうひょうとした姿、悪い時は憂鬱や悲哀に支配される。ゴロゴロしすぎや、環境が乾燥しすぎたりすると不調に陥りやすい。

・腎《じん》：驚き、恐れをつかさどる。調子が良い時はだれよりも粘り強く精力的な姿、悪い時は驚きやすく、何に対しても臆病になる。睡眠不足や立ちっぱなしなどで不調に陥りやすい。

東洋医学では感情は五臓から生まれるとするので、どの臓が強いかによって性格にも傾向が出ると考えるのです。強く生まれついた臓の持ち味はその人の強みになりますが、何かの拍子に調子を崩すと一気に弱点へと転じます。また、それぞれの臓を壊しやすい原因にも特徴があります。ご自分の傾向として思い当たることがあれば、注意して観察してみてください。

37. さばく……何が原因なのか仕分け

私は高校時代から武術に関わりがあり、そのころの稽古仲間とはいまだに交流があります。武術を始めたきっかけは、その当時付き合っていたDV彼氏が私を講習会へ連れて行ったことなので、なんというか「禍福は糾える縄の如し」……といったところです。他の本でも書きましたが、習得した技のおかげで、刃物を持ちだしそうになったそいつをタックルで床に転がし、撃退できてしまったのです。

それはさておき。武術の用語に、「さばく」「いなす」という言葉があります。これは、ぶん殴ってこられたり、包丁などの短刀をもって向かってきた相手の拳や刃物を、身をかわしながら相手の腕に手を添えて避けることを「さばく」、さらに相手の速度を和らげたりして攻撃を無力化することを「いなす」と呼ぶのです。

「さばく」と「いなす」は、無軌道なチカラで向かってきた相手をかわして手を添えることで方向を定め、その後にこちらの柔らかなチカラで相手を無力化していくのですが、これは精神的なダメージを受けた時にも利用できる方法です。

ココロにダメージを受けた時は、ショックが強すぎてパニックを起こし、何が原因なのかが自分でもわからなくなることがあります。そんな時は、とりあえず起こったことを整理しつつ、何がどのように自分の心に衝撃を与えたのかを、紙に書くなりして明確にしていきます。この作業が、「さばく」時の手を添えて方向を定めることと同じ働きをします。

武術だったら、攻撃がカラダにあたる前にかわすのですけれど、精神的ダメージを受けた直後はカラダの中で暴漢が凶器を振り回している状態と同じです。その凶器をさばくわけです。精神的なダメージ本体と真正面から戦わず、気分的にちょっと斜に構えましょう。例えば、「はいはい、何持ってんの？　ピストル？　ドス？　包丁？」と眺めつつ（本当に持っていたら大変ですけど）、具体的方法としては起こった出来事を具体的に書き出してやること。つまり、「ああ、ナイフ。刃渡り5センチ。短いね。

刺さっても死なないね」と観察するような心持ちで言語化すると、冷静になることができるわけです。

一つ一つのストレスが大きいわけではないのにパニックに陥っている時は、複数の原因が存在していることが多いのですが、これら一つずつを書き出してやることで、すべての原因がどの程度のチカラを持った何なのかがはっきりしてきます。もし、書き出した出来事が「よく切れる日本刀」や「自動小銃」などのかなり危険な凶器クラスのストレスだったとしても、「ああ、結構大変なものを振り回されたわけだ。だったらこのくらいのパニックは当たり前か」と受け止めやすくなる効果があります。

さばく作業を行うことでパニックから離脱することが可能となり、次の段階である「いなす」に移行することができます。次の項で「いなす」をお教えしましょう。

38. いなす……無力化する

相手の速度を和らげたりして攻撃を無力化することを「いなす」と呼ぶのですが、武術において、小さい凶器が一つだけ襲ってきている時は、さばいた瞬間にいなしていることがほとんどなんですね。相手の腕に触れた時にはもう相手のカラダに影響を与えていて、チカラの方向と速度を自分のコントロール下に置いています。

これは、ストレスをいなす時でも同様で、ごく小さめのストレス源であれば、真正面から受け止めずに斜に構え、ふっとさばいた瞬間、「なんだこんな小さなものか」と思えるでしょう。すると、もうそのストレスは無力化されています。

「なんだこんなものか」と思うためのポイントは、

①正面から取り組まない
②一つずつ把握する

この二つです。

①正面から取り組まない

困難なことに対して、真正面から戦わないといけないと思い込んでいらっしゃる方が多いのですが、そんなことはありません。とにかくサバイブすることが重要なのですから、何も真正面から正々堂々と戦う必要なんかないのです。

「さばく」段階で精神的ダメージを与えている原因がはっきりしたなら、それを解決するのに、どうやったら真正面から戦わないで済むかをまず考えましょう。押してダメなら引いてみな、なのですよ。

ある患者さん、「夜帰宅するのが遅くなる仕事で、家事が終わらないから、寝るのが遅くなるのがストレスで……」とおっしゃるので聞いてみたら、出社時刻が遅く、11時までに行けばよい職場でした。「夜やるべきだと思ってる作業を朝に回しましょう」とアドバイスをしたら、ポカンとした顔をして「そうですね！　ホント、そうだわ」とおっしゃいました。こんな風に、やり方ひとつで解決してしまうこともあります。ストレス源からちょっと離れた視点で、かかわり方を再考してみましょう。

②一つずつ把握する

ストレス源が複数存在する時は、それぞれ一つずつ個別にかかわり方を再考することが大切です。一気に片付けようとするとパニックに陥ります。

また、大きめのストレス源が一つ存在している場合、これもよく観察してできる限り分解し、それら一つずつに対応するようにすると意外と上手にいなせることがあるのです。これは、家族関係や職場の人間関係などの複雑なストレス源に対応する時に有効な方法です。

配偶者がストレス源だとして、その人のいったい何がストレス源として機能しているのかを分解してみるんですね。そうすると、「もう全部キライ！」と思っていたことが、意外と小さな事柄の集合体であったりすることが多いのです。小さな事柄に分解できたら、それぞれをさばいていなしていきます。

そしてなんと。1と2の合わせ技があります。分解不可能なほど大きくてひどいストレス源だと思えるなら、いったん視線をそらして、見なかったことにしてみましょう。

もちろん、そのストレス源は消えたりしませんが、横目でちらちら見ながら取り押さえる機会をうかがうのです。大きすぎる問題ほど真正面から取り組まないことが大切なのです。しばらくすると、「あれ？　意外と小さいかも？」と思える時期がやってきます。そうしたら、本格的にさばいていなしてみましょうね。

39. こだわりの強いタイプの人は

いろんなことにこだわりを持っていて、口癖のように「私はこれでないとダメなの」とおっしゃる方、いらっしゃいませんか。もしくは、苦手意識が形成されてしまうと、過剰に反応してしまう癖がある方、いらっしゃいませんか。このタイプの方は、東洋医学では「肝虚証《かんきょしょう》」とされます。ちなみに私もこのタイプに分類される性格です。

肝虚証の人は、耳が特徴的な形であるといわれています。耳介《じかい》の対輪《ついりん》と呼ばれる場所が、耳輪《じりん》よりも飛び出て見えるのです。私の耳もまさにこの形。芸能人の方では少年隊の東山紀之さんが極端な肝虚の耳の形をなさっています。その耳のカタチに気づいた時「……肝虚だよね。そういう性格のようですものね」と私はなんだか妙に納得してしまいました。

一旦手をつけたことは中途半端にすることができず、集中してやりすぎてしまう傾向があります。体調が良い時は仕事がきっちりできてカッコいい！　という評価になるのですが、不調に陥ると細かいことをやたらに気にして、苦手なものに過剰反応し、愚痴っぽくなったり、なんだか妙に話が長くなったりするのです。私の場合は、細かいことが気になりはじめたら要注意と考え、早寝することで、肝を休めてやるように努めます。

また、余計なこだわりが多いのも特徴ですから、「それはそうじゃなくてもいいのでは？」と自問自答して、こだわりを選別するように心がけています。意外とこだわりというのは必要がないもので、多ければ多いほど怒りが増えますし、自分の生活の自由度が下がってしまうもの。「こうじゃなくちゃダメ！」と思うたびに、いちいち確認してみてください。

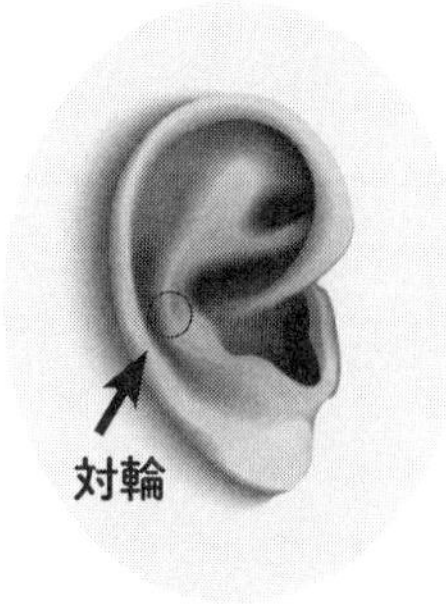

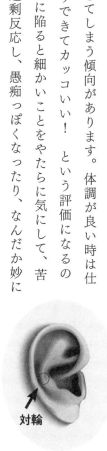

苦手な人をとことん嫌うのもこのタイプの特徴ですが、私の場合「ああこのひと苦手だ」と思う時は、ほとんどが「同類嫌悪」であることに気づきました。なので、苦

手だと思ったらとりあえず相手を観察することにしています。反面教師ですね。「なるほど、私はこの人のこの部分が嫌いなわけね。じゃあ、自分のこの部分を直していこう」としていくと、相手に対する苦手意識が消えなくとも、自分はより良い状態になることができるのです。

苦手な物事に対しても同様で、いったい何がイヤなのかを一度はっきりさせることで、「……別にそんなに嫌わなくていいんじゃ!?」と冷静に思えることが多々あります。そんな中で、何度分析してみても、どうしてもキライだったものは……ゴキと細かいぶつぶつが集まっている見た目のもの、それと数学でした。

しっかり分析してみると、世の中のキライなものが減って、生きやすくなります。一度試してみてくださいね。

40.

糾弾し続けない

精神的ダメージを受けた場合にやりがちなのが、ストレス源について繰り返し糾弾し続けること！　これは、ストレス解消に役立つと思っている方が多そうだけれど、本当は全く正反対の働きをしてしまうのです。

例えば、会社の同僚や友人などに苦手なタイプの人がいるとして。あなたが一日に何度、その人について心の中で糾弾しているか数えてみましょう。朝起きて、「ああ、今日もあの人と関わらなきゃならないのか、ホントむかつく」、実際に顔を合わせて「やっぱりむかつく。いなくなればいいのに」、メールやＬＩＮＥが来て「こういう書き方しなければいいのに、イラっとする」、昼休みに思い出して「やっぱりアレは腹立って当たり前だよね。何なんだろうあの人」、午後になって……と、ひっきりなしに、そのストレス源に関して考えたり思い出したりして、腹を立ててを繰り返していませんか。これが大問題なのです。

ストレス源については考えたくもないし、できれば近づきたくもないのに、なぜかずっとココロのかたすみに置いて、まるで大好きなものや人のことのように四六時中ずっと考え続けているって、おかしいでしょう？　こうやって、嫌いな人やモノのことをずっとココロの中で糾弾し続けることで、まるでそのストレス源と一緒に暮らしているかのような状態に陥ってしまうのです。

この状態に陥っている人は、口を開けばその話しかしません。しかも、対象がどのようにイラっとすることをするのか、微に入り細を穿つように描写してくれます。そういう話を聞いた時、私は「暇なん？」と聞き返すことにしています。するとたいてい「暇じゃないよ！」と言い返されるので、「だったら、それ考えるのやめたら。時間と労力の無駄遣いじゃん」と言い返すことにしています。

キライなら、考えるのをやめたらいいのですよ。ココロの中で糾弾し続けたからといって、そのストレス源が変わるわけでもないですしね。そんな風に四六時中同じ対象のことばかり考え続けるのは、恋をしている時だけにした方がいいです。今、「ものすごいストレス源」にしか目が向かなくなっている方。いったんそれをやめて、**まずは「さばく」「いなす」を試してみて。**

41. 自責感情はほどほどに

ココロとカラダのバランスを崩しやすい人の中には、ありとあらゆる悪いことの原因を「自分のせい」だと思っていて、何かにつけて「ごめんなさい」「私が悪いのです」と周囲に謝りまくっている人がいます。いやいやいや、それはあなたのせいじゃないから、と言っても「でもやっぱり私が……」とエンドレス。

こういうタイプの方を見ると、すごく古いんですが……電信柱が高いのも、郵便ポストが赤いのも、みんなみんな私が悪いのよ、というアレを思い出してしまいます。自分に自信がないからそうなってしまうのかとも思えるのですが、実はこの方法は、周囲との軋轢を避けるのにもってこいな方法なんですな。

「私が悪い」といつも言っていらっしゃるあなた。通常、「私が悪いんです」と周りに言うと、「そんなことないですよ」と言葉が返ってくるのではないかと思います。さて、この時に「そうね、あなたが悪い」と言われて、ムッとしない自信がありますか……私はありません。私ならたぶん、ものすごくムッとすると思います。これは、「自分が悪い」としておくことによってあらかじめ期待されている応答……逆に「あなたは悪くない」と言われることを無意識に想定しているのです。

感情は臓器から生まれると先にもお話ししました。なにかにつけて「自分がすべて悪い」としていると、本来なら発散すべき感情を抑圧することになり、最終的には自分のココロとカラダを壊すことにつながります。

別に自分が悪くないことを「自分が原因」としておくことで抑圧される感情は、「怒り」が筆頭に挙げられるでしょうか。誰かの失敗を自分の失敗としてかぶるわけですからね、本当は怒りがあるのですけれど、抑圧して感じないようにしてしまいます。これが長く続くと、肝の気が鬱屈して、相対的に脾の気が下がり、何かにつけて思い悩んだり決断力が無くなったりしていきます。

マイナスの感情というのはありません。すべての感情をバランスよく発散させてや

ることが何より大切なんです。

……いつもいつも「私が悪い」と自分を責め続け、最終的にずっと思い悩んであらゆることが心配になり何も決められない人になりたくなかったら、自分を責め続ける癖をやめましょうね。

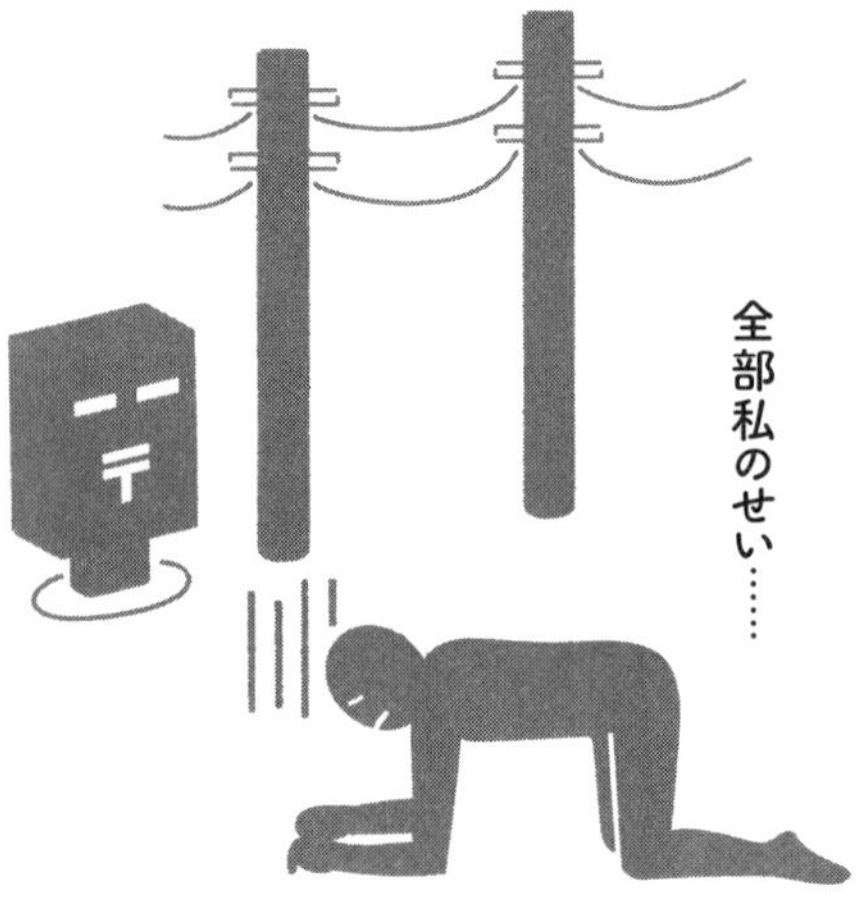

42. くよくよしがち

ちょっとしたことをずっと考え続けてくよくよしたり、起こりもしないようなアクシデントを心配してやたらに準備をしたり、予防線を張ったりする方、いらっしゃいますか？　いらっしゃいますね。このタイプの方は、ココロとカラダのバランスを崩した結果そうなっている方と、もともと生まれつきの体質からそうなっている方の二種類が存在しています。東洋医学では、このタイプを「脾虚《ひきょ》証」と呼びます。

先ほど、何もかも「私が悪い」と自分を責める傾向のある方が、脾の気が少なくなってしまうという話をしました。健康な時の脾は、ほどよく思考して結論を出していく働きをつかさどりますが、バランスが崩れた時はうまく思考がまとまらない・思い悩みすぎ・心配しすぎる・細かいことを考え込みすぎてくよくよする……という状態に陥ります。

また、脾は消化に関係がある臓器なので、暴飲暴食が長期にわたると脾がおかしくなり、結果的に気が足りなくなって脾虚に陥ることがあります。こちらのタイプの脾虚は、食事を食べすぎているならまずはその生活習慣をただして、自分を責める癖を手放すことでココロとカラダのバランスが回復していきます。

生まれつき脾が弱い方は、小さいころからクヨクヨしがち、いつも心配性で、何かにつけていろいろなことが気になり、引っ込み思案になりがちな子として育っていきます。また、このタイプの方は小さいころから食が細いのも特徴的で、食べられない・食べすぎるとすぐおなかを下してしまうという体質も持っています。こんな方は、漢方薬やお灸のチカラを借りて、脾虚を治していくと少しずつ考え方のクセが改善されていきます。

具体的に使う経穴で有名なものは足三里《あしさんり》と中脘《ちゅうかん》でしょう。

ここに、ペットボトル温灸を毎日3回ずつほど施してやるのを続けます。

漢方薬でよく使われるのは六君子湯《りっくんしとう》です。ほかにも、小建中湯《しょうけんちゅうとう》や人参栄養湯《にんじんえいようとう》、加味《かみ》帰脾湯《きひとう》などがあります。これらを服用するにはしっかりとした体質の見極めが必要です。漢方の処方が可能な薬剤師さんのアドバイスを受けて服用するようにしましょう。

心配性でクヨクヨしすぎて……という患者さんが、しっかりと養生することでだいぶ決断力が出て、「なるようになる！」という胆力をつけられたという例をたくさん目にしています。カラダを整えると、ココロも整うのです。

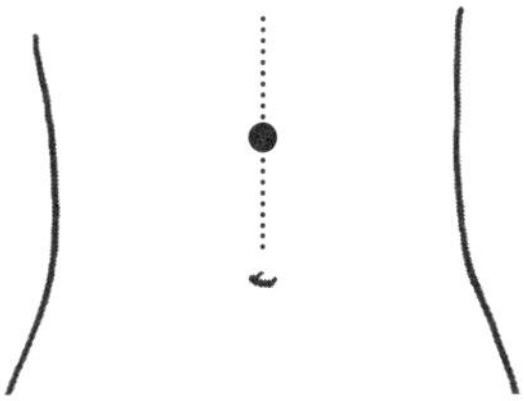

中脘《ちゅうかん》

肋骨の合わさったところと
おへそを結んだラインの中央

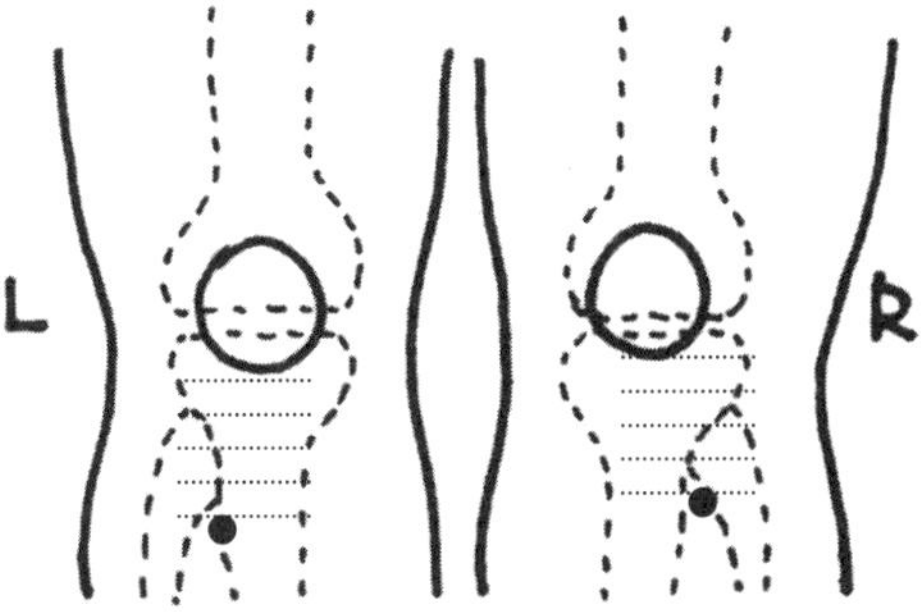

足三里《あしさんり》

ひざのお皿の下から指４本
分下、脛の骨のきわ

43.

複数の人にストレスの原因について話してみる

ストレス源について誰かと話すこと……これは、あまりにも当たり前の対処方法。だけれど、日本人の大半は自分のココロの中を言葉に表して体の外に出すことがとても下手です。だから、いったい自分が何をつらく感じているか、どう感じているかなどの事柄を言語化する訓練を日常的に行っていないと、「さばく」「いなす」ことすらできなくなってしまうことがあるのです。自分の状態について、誰かとリアルに言葉を交わすことは、ココロとカラダが上手に働き続けられるようにするための一つの習慣であり、良い訓練になります。

この時に大切なのが、名前も顔も知っていて、実際に会ったり電話をしたりして話せる愚痴のこぼし先を複数持っておくことです。たった一人だけじゃなくてね。一人だけに依存してしまうと、その人と関係性が悪化した時にどこにも相談先が無くなってしまいます。

何がつらくて、どうしてほしいのか、ほんの少しずつでもへたくそでも構わないので、信頼できる人に対して少しずつ対話を試みることによって、自分が一体どうしてつらいのか、なぜこういった状態にさいなまれるのかの理解が進むようになります。すると、イライラしたり、癇癪を起こしたり、ただただやけ酒や過食に走ったりして周囲や自分を傷つけたりすることがなくなってきます。

カラダはココロのかたわれであり、どちらか片方が欠けても人間は生きていけないものなのですが、これらの間をつなぐことができるのは、言葉にできた「思い」だけ。言葉にできていない思いは、ココロとカラダをうまくつなぐことができないのです。

さばいたりいなしたりできない、と行き詰まりを感じたら、とにかく誰かに話してみてくださいね。

44.

怒りや愚痴は
ネットではなくリアルで吐きだして

時々、ストレス解消のためにSNSに延々怒りや愚痴を書き込んでいる方を目にしますが、中には不特定多数の人に向けて様々なつらさをこぼすことへの依存状態に陥ってしまう方がいらっしゃいます。この状態は、ココロとカラダのつらさを解決するのではなく、徐々に調子を崩していく方向へ向かってしまうことが多いのです。

SNSは、スマートフォンなどが手元にあれば簡単にアクセスして、相手を想定しないで好きな時に好き放題書きちらすことができるでしょ。すると瞬間的に愚痴を読んだ不特定多数の人間が「わかるー！　わたしもねー……」と、共感を返してきてくれます。これって、その場その場ではすっきりした感じになるのですが、やり取りが積み重なると愚痴の言い合いだけの閉じたサークルが出来上がります。

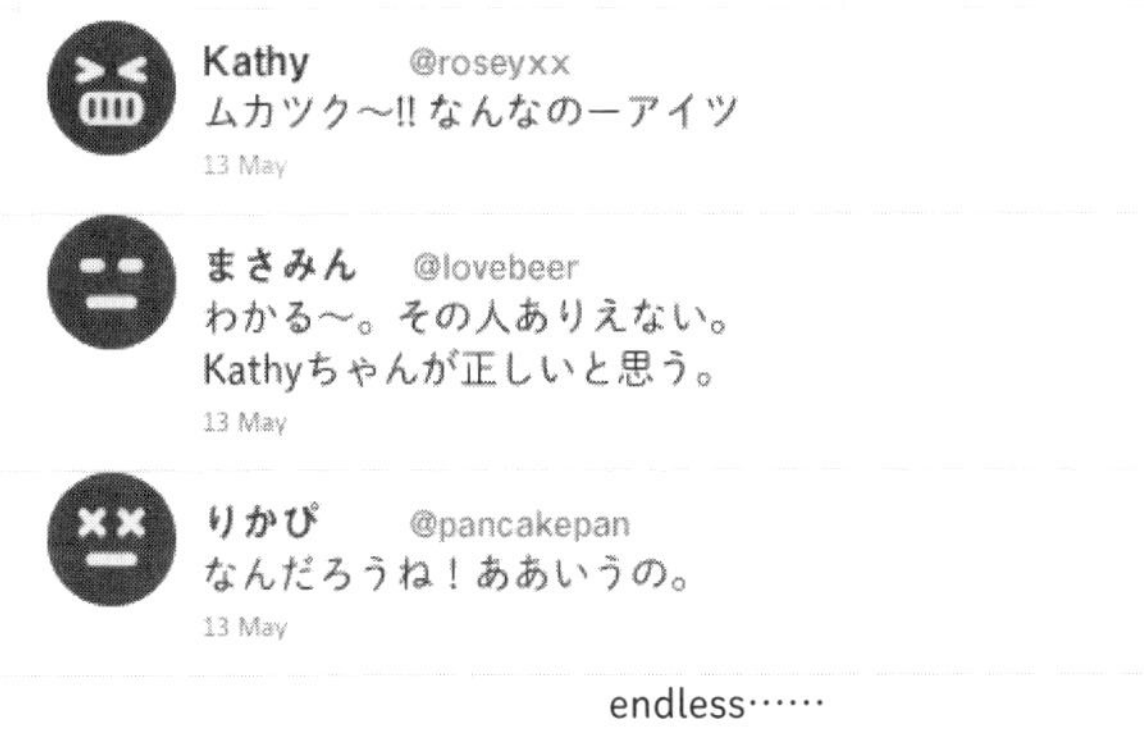
Kathy @roseyxx
ムカツク〜!! なんなのーアイツ
13 May
まさみん @lovebeer
わかる〜。その人ありえない。
Kathyちゃんが正しいと思う。
13 May
りかぴ @pancakepan
なんだろうね！ああいうの。
13 May
endless……

悪くしたことに、瞬間的にストレスのはけ口を作れる状態は大変心地が良いので、ただ愚痴がネット上を飛び交うだけで建設的な方向に進んでいけなくなることが多いのですよ。

話を聞いてもらう相手はSNS上であっても、愚痴だけじゃなく、いろんな趣味の話やら仕事の話やらもネット上でやり取りできて、「この人とは気があう」と思える人を選びましょう。いつもいつも愚痴だけのやり取りしかしない相手は、コミュニケーションの訓練としてもあまりよい結果を生みません。ネットでのやり取り、ちょっと見直してみてくださいね。

45. 認知の歪みを正す

人は生育環境や経験によって、理不尽な考え方の癖がついてしまっている場合があります。これを、「認知の歪み」と呼びます。

例えば、いつもいつも一人ではやりきれないほどの仕事を抱え込んでしまって、最終的に体調を崩してしまう方っていらっしゃいますよね。この場合「なんでも自分でやらないとならない」という認知の歪みを持っていることが多いのです。

しかも、この歪みは小さいころに「なんでも自分でやりなさい、もう大きくなったんだから！」と親に言われた言葉を心に刻み込んでしまった結果、生じていることがあるのです。

なぜかいつもいつも同じシチュエーションで失敗をする、もしくは心理的に追い詰められると思ったら、その時に自分が何を念頭に置いて行動しているかを観察してみてください。そのなかに、下記のような言葉はないでしょうか？

1・存在するな
2・成長するな
3・自分の性であるな
4・子供であるな
5・重要であるな
6・成功するな
7・所属するな
8・健康であるな
9・親しくするな
10・感じるな
11・考えるな

12・実行するな
13・欲しがるな

……こんなことをココロの隅っこに抱え込んでいないでしょうか。これらは交流分析と呼ばれる古典的な心理学の分野で「禁止令」と呼ばれているものです。また、

1・完璧にしろ
2・満足させろ
3・努力しろ
4・強くなれ
5・急げ

という考え方にも縛られていないでしょうか。これは「拮抗禁止令《きっこうきんしれい》」と呼ばれています。

禁止令は単純に行動を禁止するものですが、拮抗禁止令はこれらを満たすことで人から愛されると思い込まされている事柄です。こんな言葉がココロの中に楔のように打ち込まれているとしたら、それはさっさと抜き去ってあげないとなりません。これらは、あなたが小さかったころにどこかでココロの中に刻み込まれてしまって、それによって認知が歪められてしまっているのです。

私自身は大学で交流分析を少し学び、自分自身が持っている禁止令・拮抗禁止令、それによって描かれている人生脚本を突き止めることができました。人生脚本とは、小さいころに「自分はこんな人生になる」と無意識に描いたもので、禁止令・拮抗禁止令の強い影響を受けます。私は、

3・自分の性であるな

4・子供であるな

この二つと、拮抗禁止令の1から5すべてを持っていたようで、「なんでも自分で

やって成功させなければならない。しかも人生のうちのできるだけ早くの段階で、親の期待に応えなければならない。女性らしさは敵だ」と人生脚本をつくっていました。このように、時として人間は、とても理不尽なことを自分に課してしまうのです。

禁止令・拮抗禁止令のなかに、これぞ！　と思う言葉があったなら、それを捨ててしまうようにしましょう。あなたはもう十分大人ですから、こんな言葉に従う必要はありません。

そうして、もう一度自分の人生脚本を書いてみましょう。私は「できないことは人にお願いする。速度は求められていない、確実に締め切りを守ればいいだけ。自分が満足するならそれでよし。着飾ることや化粧、子育てや家事は楽しい」に変更しました。

あなたも一度やってみてください。意外な「人生への呪いの言葉」が出てくるかもしれません。そして、そんな呪いを見つけたらさっさと捨てて、自分の言葉でアップデートしてしまいましょう。あなたは自分の人生を自分で決められる、立派なオトナなのですから。

46.

「中庸」の幅を広げる

第1章で「中庸」という東洋医学の根っこの考え方についてお話ししました。だいたい真ん中らへんで、どこにも偏らない状態のことです。

ココロとカラダはかたわれ同士で、ココロはカラダの、カラダはココロの影響を受けます。この二つがちょうどよくバランスを保った状態もまた、「中庸」です。ココロとカラダのバランスが崩れやすい方と、崩れにくい方がいますが、違いは「中庸の幅」にあります。

バランスが取れている……というと、バランスぴったりど真ん中でビシッ！　という状態を想像される方がほとんどじゃないかと思います。この中庸のモデルはあまりよろしくありません。理由は、中庸というのは意外と幅が広く、揺れ動くものだからです。そして、バランスが崩れにくい方とは、揺れ動ける中庸の幅が広いヒトのことを指すのです。

腕の短いやじろべえを想像しましょう。これは、ちょっとしたことですぐバランスを崩して転んでしまいます。このやじろべえの腕を長く伸ばしてやると、ゆーっくりと左右に揺れ動き続けながら倒れないでいられますね。これが中庸の幅のイメージです。やじろべえの腕の長さを伸ばすことが、ココロとカラダのバランスを保つ秘訣なのです。

では具体的にはどうしたらいいのか？　ココロは目に見えませんし、手で触ることもできません。一方、カラダは眠れば回復し、ごはんを食べると元気になり、運動をしたり、お風呂に入ったりと物理的なケアが可能なものです。ですから、カラダのケアを行うことをまず優先させるのです。これを、東洋医学では「養生」と呼びます。

私は、「運動、栄養、休養」を養生の三本柱と呼んでいます。この三つを整えることで、カラダにとっての中庸の幅を広げることができ、それにつられてココロにとっての中庸の幅を広げることが可能となります。

まずは、朝は早めに起きて、夜は12時前には眠ること。

次に、旬を意識した食事を、1日三食とるようにします。

そして、日々のおやつはやめて、とっておきのものを月に一度程度口にするように心がけます。

最後に、さぼりながらでもよいので、ラジオ体操程度の運動や20分のウォーキングを続けます。


たったこれだけで、ココロとカラダの中庸の幅を広げることができるようになります。「なんだそんなこと、つまらないからやりたくない」と思わないでね。夜勤のあるお仕事の方以外は、夜眠ることはクリアできるはずなのですが、徹底するのはとってもたいへん。それは、やらなければならないことは少ないのだけれど、実行する人間のほうが「めんどくさい」と思ってやめてしまうからなのね。

私は、「人は、最終的には『めんどくさい』で死ぬ」のではないかと思うようになりました。めんどくさい……と、ほんの些細なことをさぼっていくと、少しずつ少しずつ、ココロとカラダの中庸の幅が狭くなっていってしまい、とても生きにくくなって、生きていることも面倒になってしまう。気づいたらどうしていいのかわからなくなってしまう……という。

もし、今あなたが「どうしていいのかわからない」状態に陥っているとしたら、養生の三本柱の、「運動、栄養、休養」のどれか一つだけを実行してみてください。たった一つを継続することで、「めんどくさい」をハムスターの回し車のように回し続ける状態から降りることができます。

半信半疑でも、なんでもいいです。とにかく、一歩だけ前に進んでください。お話はそこから始まるのです。

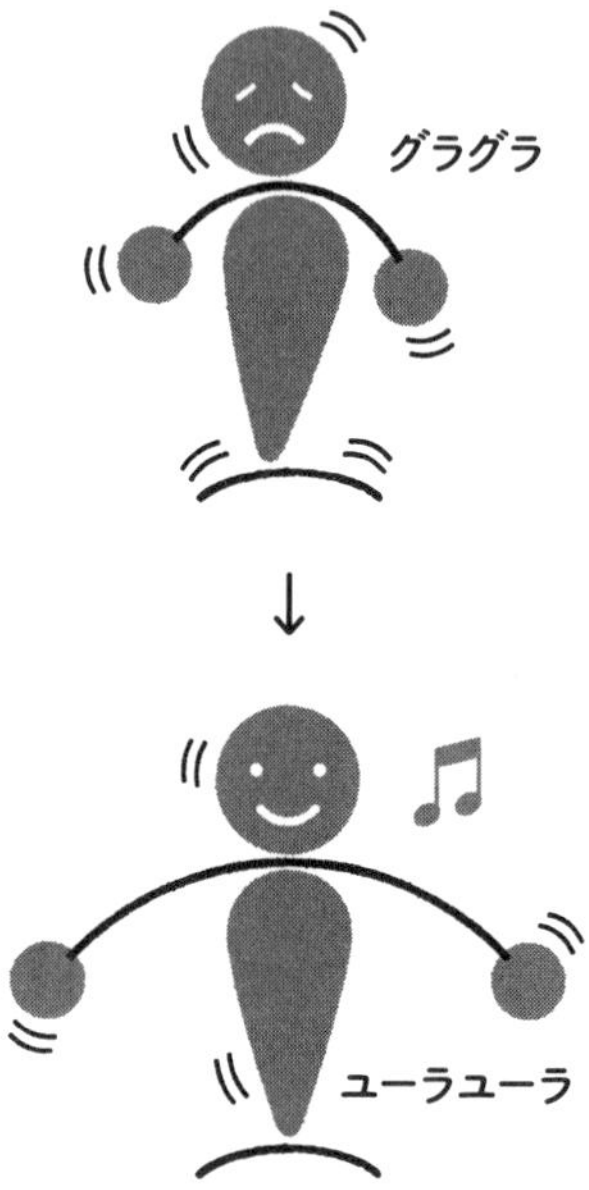

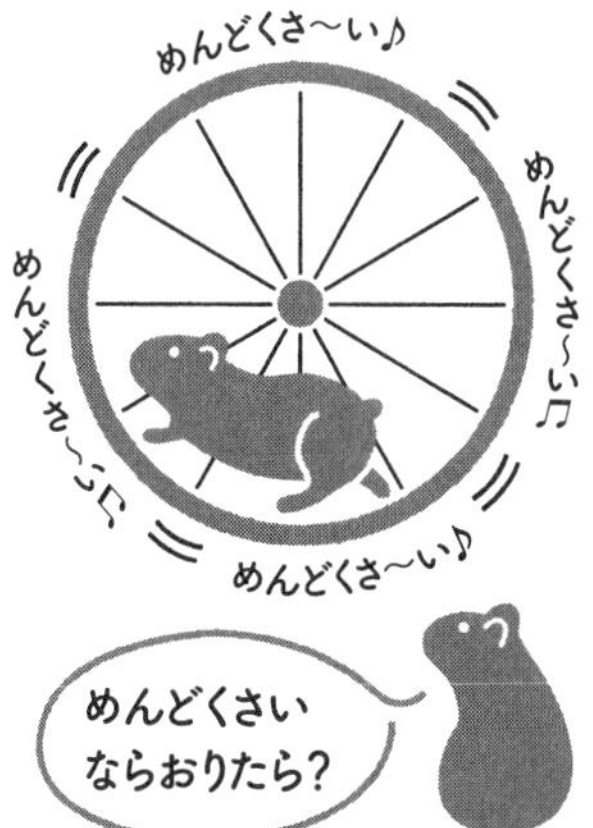
めんどくさ〜い♪
めんどくさ〜い♫
めんどくさ〜い♪
めんどくさ〜い♫
めんどくさい
ならおりたら?

あとがき

ココロとカラダはかたわれ同士。この「かたわれ同士」という言葉、聞き覚えがある方も多いかと思います。アレです、大ヒットしたアニメ映画『君の名は。』に出てくる言葉です。

表裏一体や、心身一如と言った方が馴染みは深いのだろうと思うのですが、あの映画の主人公である三葉と瀧のように、お互いがお互いに強く影響し惹かれあっているのに、全くお互いが気づいていない……という状態に陥っているのが、現代人のココロとカラダなのではないかという気持ちから、「かたわれ同士」と表現しようと決めました。

かたわれ同士が相互に高め合うには、その間にコミュニケーションが必要です。ココロとカラダ、その間をつなぐのは「言葉」。それも、なんとなくぼんやりとした言葉ではなく、はっきりとわかりやすい言葉なのです。

「診断がついたら治ったも同然」なんて話、聞いたことないですか？　不調の原因を言い当てられたら「そう、それなの！」と思って、気持ちも体調もラクになったり。そんな言葉たちを目指しました。

ココロとカラダとの間をつなぐ赤い糸のように、細いけれどくっきりとした言葉を紡ぐこと。さて、私はこの本の中で上手に紡げていたでしょうか。

私がなんとか紡いだ言葉たちが、あなたのココロとカラダの間をつないで、毎日をより楽しく過ごすための手助けとなれますように願います。

２０１７年９月

若林理砂

若林理砂（わかばやし　りさ）

臨床家・鍼灸師。1976 年生まれ。高校卒業後に鍼灸免許を取得。早稲田大学第二文学部卒（思想宗教系専修）。2004 年に東京・目黒にアシル治療室を開院。現在、新規患者の受け付けができないほどの人気治療室となっている。
著書に『東洋医学式　女性のカラダとココロの「不調」を治す 44 の養生訓』（原書房）、『安心のペットボトル温灸』『大人の女におやつはいらない』（夜間飛行）、『その痛みやめまい、お天気のせいです――自分で自律神経を整えて治すカンタン解消法』（廣済堂健康人新書）、など多数。

東洋《とうよう》医《い》学式《がくしき》
凹《へこ》んだココロをカラダから整《ととの》える
46 の養生訓《ようじょうくん》

2017 年 10 月 11 日　第 1 刷

著者　若《わか》林《ばやし》理《り》砂《さ》

発行者　成瀬雅人
発行所　株式会社原書房
〒 160-0022 東京都新宿区新宿 1-25-13
電話・代表　03(3354)0685
http://www.harashobo.co.jp/
振替・00150-6-151594
印刷・製本　シナノ印刷株式会社

ISBN 978-4-562-05440-4 printed in Japan

好評既刊

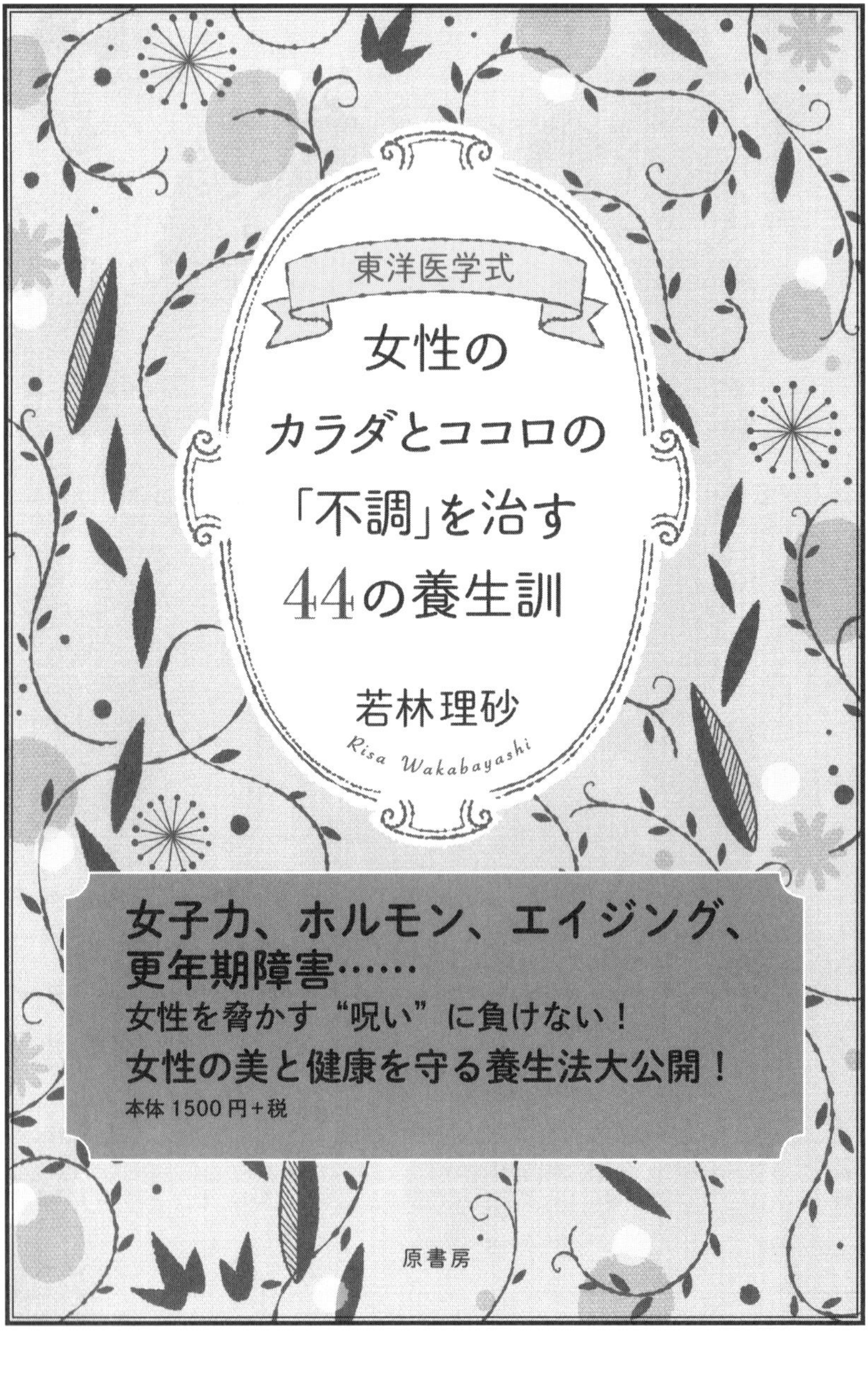
東洋医学式
女性のカラダとココロの「不調」を治す44の養生訓
若林理砂
Risa Wakabayashi
女子力、ホルモン、エイジング、更年期障害……
女性を脅かす“呪い”に負けない！
女性の美と健康を守る養生法大公開！
本体 1500 円＋税
原書房